《科学传奇——探索人体的奥秘》系列丛书

解读基因的密码

《科学传奇——探索人体的奥秘》
编委会 编著

U0206569

西南交通大学出版社
·成都·

图书在版编目（ＣＩＰ）数据

解读基因的密码 / 《科学传奇——探索人体的奥秘》
编委会编著. —成都：西南交通大学出版社，2015.1
（《科学传奇：探索人体的奥秘》系列丛书）
ISBN 978-7-5643-3509-0

Ⅰ. ①解… Ⅱ. ①科… Ⅲ. ①人类基因－普及读物
Ⅳ. ①R394

中国版本图书馆 CIP 数据核字（2014）第 252609 号

《科学传奇——探索人体的奥秘》系列丛书

解读基因的密码

《科学传奇——探索人体的奥秘》编委会　编著

责 任 编 辑	张慧敏
图 书 策 划	宏集浩天
出 版 发 行	西南交通大学出版社 （四川省成都市金牛区交大路 146 号）
发行部电话	028-87600564　028-87600533
邮 政 编 码	610031
网　　　址	http://www.xnjdcbs.com
印　　　刷	三河市祥达印刷包装有限公司
成 品 尺 寸	170 mm × 240 mm
印　　　张	12.5
字　　　数	203 千字
版　　　次	2015 年 1 月第 1 版
印　　　次	2017 年 8 月第 4 次
书　　　号	ISBN 978-7-5643-3509-0
定　　　价	28.00 元

前　言

　　说到生命，就离不开"基因"这个词。基因虽然是我们看不到、摸不着的，但却真实地存在于我们的生命之中，并且与我们的生命息息相关。也正因为有基因的存在，人类的生命才得以运转和传承。

　　但是，你知道基因的奥秘么？本书为了帮助读者深入浅出地了解、认识基因，分别从基因的发现之旅、从 DNA 到蛋白质、遗传与变异、基因技术的应用等角度，科学、全面、系统地阐述了基因这个让我们熟悉又陌生的话题，充满趣味地解读了基因的密码，相信阅读完本书后，你一定再也不会对"基因"这个词感到陌生。

　　本书的最大特点就在于科学而不难懂，内容全面却不显深奥，让读者可以在充满乐趣的状态下了解科学知识，丰富自己的科学视野。

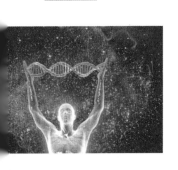

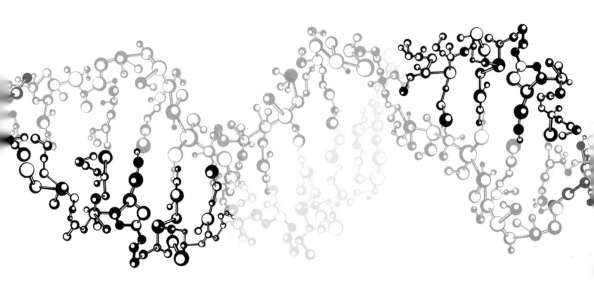

目录
Contents

Contents

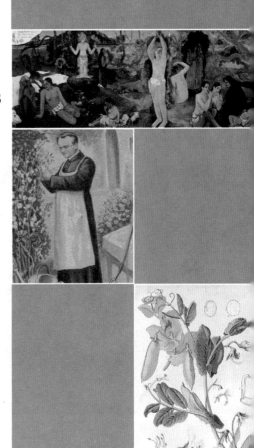

第 *4* 章

找不到两片相同的叶子——遗传与变异 /83

第 *5* 章

基因技术的应用 /151

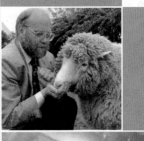

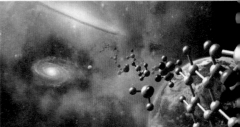

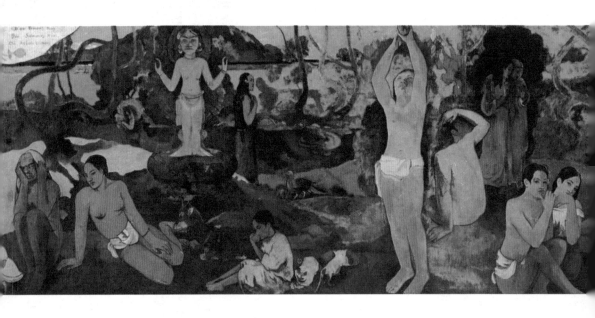

PART 1

第1章

从一张画谈起
——基因的发现之旅

谈起"生命"这个词，每个人都有不同的见解，会有不同的解读。那站在生物学的角度来讲，生命又是什么呢？也许，谈论更多的是生命的运转与传承。自从现代生物学提出了"基因"这一词，生命便与之挂钩。"基因"这样一个看不见摸不着的东西，人类是如何意识到它的存在，又是如何发现它的呢？

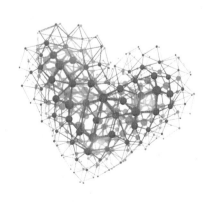

"史前一万年" >>

SHIQIAN YIWANNIAN

※ 保罗·高更

"我们从哪里来？""我们是什么？""我们要往何处去？"这样的谜题自从人类社会开始至今，一直都困扰着我们。哲学家、生物学家，甚至艺术家都用各自不同的形式来探索这一主题。旁边这幅画就是高更（Paul Gauguin，1848—1903）于1896年所绘的一幅画，题目就是《我们从何处来？我们是什么？我们往何处去？》。在高更的这幅画作中，从右至左依次表现了从生到死的过程，画中的一切形

高 更

保罗·高更（P.Gauguin，1848—1903年）与塞尚、凡·高同为美术史上著名的"后期印象派"代表画家。他是印象派中融合了原始艺术风格的知名艺术家。在现代艺术史中，高更往往被拿来与凡·高并论，他们曾是很好的朋友，互相画过对方的肖像，但最后却走上不同的道路。

高更不喜欢都市文明，反而向往蛮荒的生活。1891年3月，高更远离巴黎渡海来到了南太平洋的塔希提岛（Tahiti是夏威夷与新西兰之间的法属小岛）。在这里，高更自由自在描绘当地毛利族原住民神话与牧歌式的自然生活，强烈表现自我的个性，创作出他最优异的油画，同时写出名著《诺亚·诺亚》，记述塔希提岛之旅神奇的体验。

因梦幻天堂受到殖民文化破坏，1905年8月，高更移居马贵斯岛。之后，由于当时法国美术界对他的画风并不理解，孤独、病困的高更遭受爱女死亡的打击而厌世自杀，幸而得救未死。晚年他画了重要代表作《我们从何处来？我们是谁？我们往何处去？》，反映了他极端苦闷的思想。后来他在悲愤苦恼中死在马贵斯岛。英国名作家毛姆曾以高更传记为题，写了一部小说《月亮与六便士》，以艺术的创造（月亮）与世俗的物质文明（六便士＝金钱）为对比，象征书中主角的境遇。

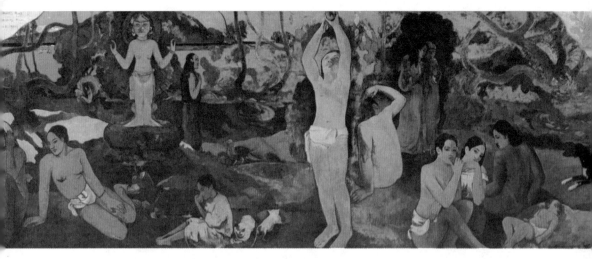

※　高更名作《我们从何处来？我们是什么？我们往何处去？》

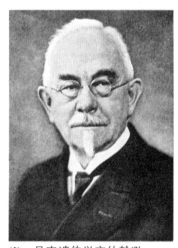

※　丹麦遗传学家约翰逊

象都象征着时间的流逝和人的生命的消失。艺术家用抽象的形态表现出自己对这一问题的看法，然而，如果要真的探究生命的奥秘，揭开这一谜团的任务就责无旁贷地落在了生物学家的肩上。

今天，"基因"这个词已经不再专属于生物学家们，它及其它所蕴含的概念已经成为妇孺皆知的常识：基因是生物体遗传变异的物质基础。虽然"基因"这个词是1909年由丹麦遗传学家约翰逊（Wilhelm Johannsen，1857—1927）首次提出的，但是在这个概念产生之前，人们对于自然界生物体的遗传与变异现象已有了一些模糊的概念。例如，在我国就有这样的俗语："种瓜得瓜，种豆得豆""龙生龙，凤生凤，老鼠的儿子会打洞""一娘生九子，连娘十个样"。这些俗语都是人们对平时生产生活观察总结而得出的。随着生产的需要，人们慢慢对这样的自然现象产生了浓厚的兴趣，进行了系统的研究，从而推动了遗传学的发展。

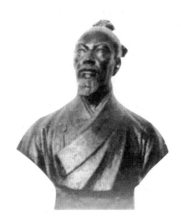

※　王充雕像

王充

王充（27—99），字仲任，东汉上虞人，唯物主义思想家和哲学家。他倾毕生精力写成巨著《论衡》。全书八十五篇，共二十余万字，内容涉猎天文、物理、史地、文学艺术等各个方面。他根据客观事物的真实情况和当时自然科学研究的成果，否定了天有意志，批判了封建统治阶级宣扬的"天人合一"的欺骗性。他还抨击了"人死为鬼，有知，能害人"的迷信邪说，表达了自己大无畏的唯物主义精神。

如果我们把生物学比作一幢大楼的话，遗传学就应该是这幢大楼的地基，它支撑起了丰富多彩的生物世界。生命的主要特征就是能把自己的特征一代一代地传下去，遗传的机理则是一切生命现象的核心。然而，很有趣的是，这幢建筑的建设显然违背了常规，它首先建造的是整个建筑的主体，最后才开始奠定地基。分类学、形态学、生理学等这些"大楼的主体"都已经有了几百年甚至上千年的历史，然而，遗传学的建立却是在20世纪初。如此看来，遗传学的创建是一个艰难的过程。这的确是一件令人费解的事情，遗传的现象如此直观，人类对此的认识也并非是近代才有的。早在公元前六世纪，《越绝书》中就对遗传的现象有所记录："桂实生桂，桐实生桐。"东汉时期的思想家王充在《论衡》中

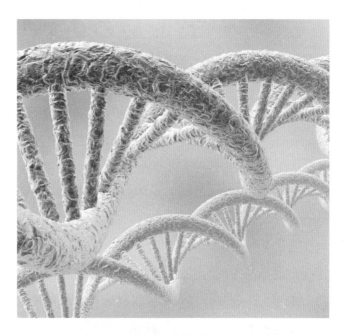

※　如果把生物学比作一幢大楼的话，遗传学就是这幢大楼的地基，它支撑起了丰富多彩的生物世界

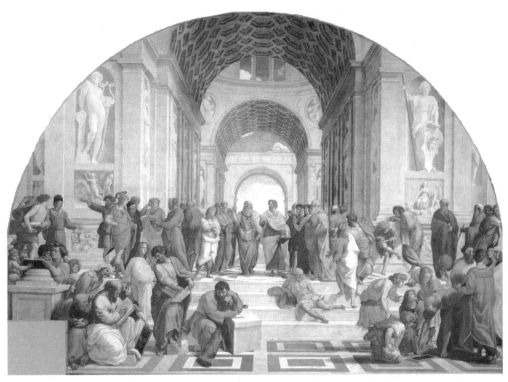

※ 拉斐尔 《雅典学派》 古希腊是西方文明的摇篮，很早以前，古希腊科学家就已经开始探讨遗传问题

也对遗传现象做出了一个归纳："万物生于土，各似本种。"对于变异现象，王充也有如下的论述："瑞物皆起和气而生，生于常类之中，而有诡异之性。（那些所谓"瑞物"的奇形怪状的东西，不过是平常事物的变异而已。）"然而，科学研究不是简简单单地对现象的归纳总结，更重要的是要去探寻现象背后的本质，试图对现象做出合理的解释。发现问题、提出问题是进行科学研究的第一步。对于遗传学而言，首先，也是必须要解决的问题是：是否存在遗传物质？如果存在遗传物质，那么遗传的物质基础是什么？它又是如何一步一步地传递？

在这个章节里面，我们探讨一下"史前"对于遗

希波克拉底

希波克拉底，古希腊伯里克利时代医师，欧洲医学奠基人，被后世尊为"医学之父"。他最早将医学同巫术以及哲学分离开来，发展成为一门专业学科，并且创立了以自己的名字命名的医学学派。他对古希腊的医学发展的贡献良多，在他死后，古希腊医学发展缓慢，甚至可以说不进反退。

希波克拉底以其专业精神、修养以及严格的训练与实践而著称。在他的著作《医师之路（On the Physician）》中指出医师必需时刻保持整洁、诚实、冷静、明理及严肃的态度。

"今我进入医业，立誓献身人道服务；我感激尊敬恩师，如同对待父母；并本着良心与尊严行医；病患的健康生命是我首先顾念；我必严守病患寄托予我的秘密；我必尽力维护医界名誉及高尚传统；我以同事为兄弟；我对病患负责，不因任何宗教、国籍、种族、政治或地位不同而有所差别；生命从受胎时起，即为至高无上的尊严；即使面临威胁，我的医学知识也不与人道相违。我兹郑重地、自主地以我的人格宣誓以上的誓言。"这段话就是著名的希波克拉底誓言，俗称为"医师誓言"，是传统西方医生行医前的誓言。虽然现在不再采用经典的希波克拉底所立的这份誓言的原文，虽然它也不具备任何法律效益，但是这份誓言仍然对现代医学誓约有着深远的影响。

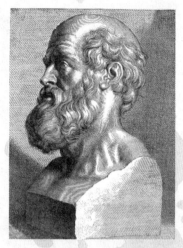

※ 希波克拉底

传物质的探讨和研究。当然这里面的"史前"是指在遗传学建立之前的漫长的历史时期。

如同其他科学一样，对于遗传学的探讨可以追溯到古希腊。但是，与现代科学不同的是，古希腊并非是从实证出发，而更注重于在思想上的一种思辨过程。古希腊的思想家所思考的问题大多数都来自于传闻。例如，当时有传闻说，有一群麦克罗色法利人，以头长为高贵，因此，新生儿在头骨还很柔软的时候，他们的父母会尽所能拉长新生儿的头骨，结果麦克罗色法利人都有了长长的脑袋。希波克拉底（Hippocrates，公元前460年—公元前377年）在公元前410年左右对这个问题做出了如下的一番推测："该性状（指生物所表现出来的外部形态特征，例如，花的颜色、植株的高矮）起初是通过人工的方法而获得的，但是随着时间的推移，它会成为可遗传的性状，人工的方法就没有必要了。种子来自身体的所有部位，健康的种子来自健康的部位，有病的种子来自有病的部位。因此，如果秃头的父母通常有秃头的孩子，灰色的眼睛的父母有灰色眼睛的孩子，那么，长头的父母为什么就不应该有长头的孩子呢？"

虽然站在现代的观点上来看，希波克拉底的解释并不完全正确，但是他却提出了遗传学史上三个重要的观念：① 遗传具有物质基础，而且是以看不见的"种子"形式进行传递的；② 认为身体的每一个部分都提供了"种子"这种遗传物质；③ 后天获得的性状可以遗传。

一个世纪之后，古希腊著名的哲学家亚里士多德（Aristotle，公元前 384 年—公元前 322 年）对于希波克拉底的遗传观念进行了进一步的探讨。他分别举例证明和反对了希波克拉底的遗传观念，之后，他认为反对的理由更加充分。我们来看一下，亚里士多德反对的理由有哪些。① 头发、指甲等这类死组织也能产生"种子"？② 父母不仅仅把自己的身

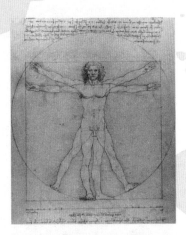

※　达·芬奇关于人体的手稿

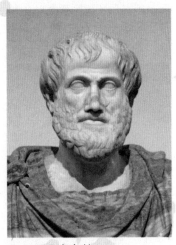

※　亚里士多德

亚里士多德

亚里士多德（前 384—前 322 年）是世界古代史上最伟大的哲学家、科学家和教育家之一。他是柏拉图的学生，亚历山大大帝的老师，被马克思称为"古希腊哲学家中最博学的人物"，而恩格斯则称他为"古代的黑格尔"。

亚里士多德重视教育，曾在雅典办了一所叫"吕克昂"的学校，被称为"逍遥学派"。

亚里士多德一生勤奋治学，从事的学术研究涉及逻辑学、修辞学、物理学、生物学、教育学、心理学、政治学、经济学、美学等，写下了大量的著作，他的著作是古代的百科全书，据说有四百到一千部，主要有《工具论》《形而上学》《物理学》《伦理学》《政治学》《诗学》等。他的思想对人类产生了深远的影响。他创立了形式逻辑学，丰富和发展了哲学的各个分支学科，对科学作出了巨大的贡献。

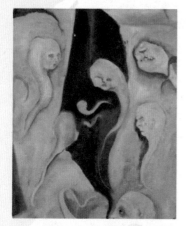

※ 受亚里士多德的影响，两千多年以后还有科学家认为精子是具体而微小完整的人

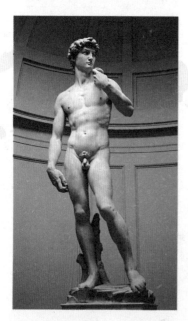

※ 《大卫》雕像 正是由于古希腊人对我们人类自身奥秘的理性思索，意大利的艺术家创造出古代世界最杰出的人体艺术，给人类文化宝库留下了最珍贵的遗产

体特征遗传给子女，声音、走路的姿态等行为特征也可以遗传给子女，而这类行为怎么可能产生"种子"呢？③ 年轻的父亲最初是没有长胡子或者白头发的，但是生了儿子以后却会变成长胡子或白头发，胡子和白头发的"种子"又是从哪里来的呢？④ 子女有的时候并不像自己的父母，而是和他们的远祖长得非常像，远祖的这些性状在父母身上并没有体现，因此父母也就不可能产生携带这些性状的"种子"。⑤ 将植物的某些部分去掉后，其后代仍然能够长出这些部分，而且与亲本很相像，说明了这些部分的遗传并不是来自它们本身产生的"种子"。⑥ 如果身体的每个部分都产生了代表它的"种子"，而子女同时从父母那里继承这些种子，那么他们就应该有两个头，四个胳膊，四条腿，等等。

虽然亚里士多德的这些证据并没有给希波克拉底的遗传思想带来巨大的冲击，但是，亚里士多德由此得到的结论却影响深远："为什么我们不直截了当地承认精液是用于形成血肉的，而它本身并非就是血肉？"亚里士多德的这种认识直到两千多年以后还有科学家深信不疑，认为精子是具体而微小完整的人。亚里士多德不仅确认了遗传是具有物质基础的，同时，他还首次提出这样的概念：父母遗传给子女的并非是性状本身，而是能够发育出这些性状的因素。现在我们都已经知道这个因素就是遗传信息，而在当时，亚里士多德称之为"形式因"。亚里士多德的遗传学说认为只有精液才提供了形式因，遗传主要由雄性来决定。雌雄在遗传上的不平等是亚里士多德遗传学说的重大缺陷之一。

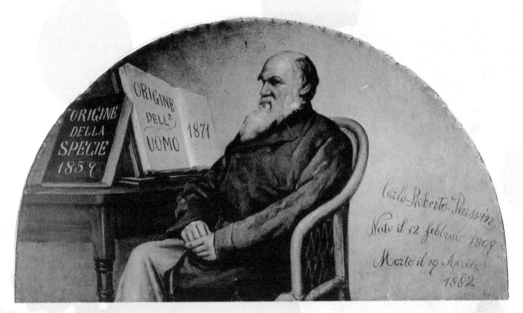

※　著名生物学家达尔文

尽管古希腊时期的哲学家对于遗传学的思考得出的结论很模糊，甚至有一些错误的结论，但是，他们对于遗传学的重大贡献不仅仅在于他们提出的这些遗传学说，更重要的是他们并没有把生命看成神秘的现象，而把它看作是一种客观存在，是一门可以研究的学科。

第一次把基因是生物体遗传变异的物质基础作为一个独立的问题提出来的是达尔文（Charles Robert Darwin，1809—1882）。1868 年，他提出了"泛生论"的假说。这一假说认为身体各个部分的细胞都能产生出特定的"芽体"，身体不同部位的"芽体"能够发展成为不同的器官，例如，来自于心脏的"芽体"今后就会发育成为心脏。这些"芽体"随血液循环汇集到生殖细胞，在以后的个体发育中决定后代的各种性状。他的这一观点，显然受

达尔文

查尔斯·罗伯特·达尔文（Charles Robert Darwin，1809—1882）英国博物学家、生物学家，进化论的奠基人。1859 年他出版了震动当时学术界的《物种起源》。书中用大量资料证明了形形色色的生物都不是上帝创造的，而是在遗传、变异、生存斗争中和自然选择中，由简单到复杂，由低等到高等，不断发展变化的。达尔文提出了生物进化论学说，从而摧毁了各种唯心的神造论和物种不变论。"进化论"与能量守恒定律、细胞学说一起被恩格斯列为 19 世纪自然科学的三大发现。

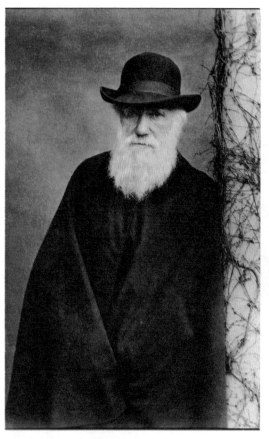

※　著名生物学家达尔文

到希波克拉底关于来自人体各个部分的"种子物质"通过体液带入生殖器官的遗传观念的影响。虽然"泛生论"这一臆想现在证明是错误的，但是它却开启了人们探索自身奥秘之门。

继达尔文的"泛生论"之后，"独特分子""生殖质""泛子"等概念应运而生。这些概念都设想它们是构成遗传的物质基础。它们共同的特点是，都认为遗传物质是一种极小的粒子。这些不成熟的概念，都反映了在当时遗传学尚不成熟的时候，人们对于自身的初步探索。1883 年，魏斯曼（August Weismann，1834—1914） 提出了有名的"种质论"。这个理论主张，生物体从本质上而言，是由两种不同的部分组成：种质（germplasm）和体

魏斯曼

魏斯曼（August Weismann），德国动物学家，1834 年 1 月 17 日出生于法兰克福，1914 年 11 月 5 日卒于弗莱堡。1852 年魏斯曼进入格丁根大学学习医学，1856 年毕业，先后在巴登和奥地利当过军医和私人开业医生。1861 年他在吉森大学从师于德国动物学家 K.G. 洛伊卡尔特，学习动物发生学及形态学，1863 年完成了关于双翅目昆虫变态的论文。1866 年他担任弗莱堡大学医学系动物学和比较解剖学副教授，1868 年在该校创办动物研究所，任第一任所长，1871 年升任教授。19 世纪 60 年代中期以后他因眼疾不得不终止显微镜下的研究而转向遗传、发生和进化问题的理论研究。

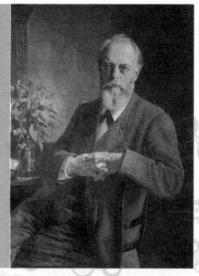

质（somaplasm）。种质负责生命的遗传与种族的延续，种质是独立的、永恒的、连续的。而体质仅仅是起到营养个体的作用，是由种质派生的，它会随着个体的死亡而消亡，因而是临时性的、不连续的。魏斯曼认为，种质只存在于核内染色质中，染色质是由存在于细胞核内的许多遗子（ids）集合而成的遗子团（ident）。遗子中又含有许多粒状物质，他称之为"定子"（determinant），定子还可以再分为更小的单位——生源子（biophore）。而生源子是生命的最小单位。种质论认为，随着个体

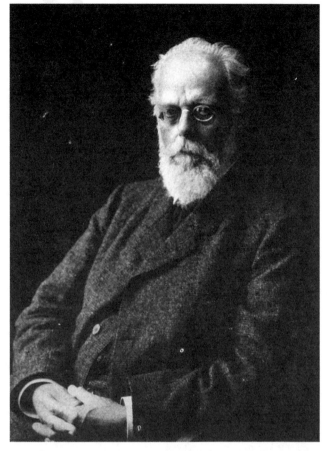

※ 奥古斯特·魏斯曼

的发育，各个定子逐渐分散到适当的细胞中，最后，一个细胞含一个定子。生源子能够穿过核膜进入细胞质内，使定子成为活跃状态，从而确定该细胞的分化。而种质（性细胞）则储存着该生物特有的全部定子，遗传给后代。

虽然，魏斯曼将生物体截然分为体质和种质两部分并不正确，但是，他的这个"种质论"却启迪了人们去深入地研究遗传物质，为今后发现染色体、基因以及 DNA 奠定了基础。

诞生于一个人头脑
之中的遗传学 >>

如果要准确地描述一个科学分支的诞生时间与地点，这无疑是不可能完成的任务。一项科学成果的问世，必定凝聚了众多科学家的心血与智慧。"一门科学完全诞生于一个人的头脑之中"，这样的传奇在科学界绝无仅有。然而，遗传学的开创则是例外，它的诞生归功于一个人：孟德尔（Gregor Johann Mendel，1822—1884），是他于1865年2月8日和3月8日在布尔诺阐述了遗传学的基本规律。

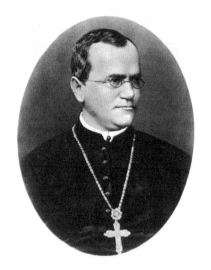

※ 遗传学创始人孟德尔

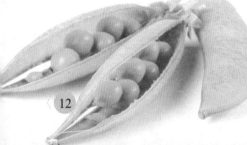

■孟德尔和他的豌豆

1822年，在奥地利西里西亚德语区一个贫困的农民家里，一个可爱的男孩呱呱坠地了。他是家里唯一的男孩子，父母为他起名为格雷格尔·约翰·孟德尔。孟德尔的故乡素有"多瑙河之花"的美誉，村里的人都爱好园艺。一个叫施莱伯的人曾经在孟德尔的家乡开办了一个果树培训班，指导当地人培育和嫁接不同的植物品种。孟德尔超群的智力给他留下了深刻的印象。于是他说服了孟德尔的父母，送这个伶俐的男孩进入更好的学校学习。1833年，孟德尔进入了特罗保的预科学校学习，1840年他以优异的成绩从这所学校毕业，并且进入奥尔米茨哲学院学习。在大学中，他几乎身无分文，不得不经常为求学的资金而四处奔波。1843 年，他最终还是因为贫困而不得不辍学，同年 10 月到奥古斯丁修道院做修道士。21 岁的他选择了做修道士，并非受到了上帝的感召，而是他感到"被迫走上生活的第一站，而这样便能解除为生存而做的艰苦斗争"。

1844 年，孟德尔获得了一个在茨纳伊姆中学担任希腊文和数学教师的机会。可是，在 1850 年的教师资格考试中，他的考试成绩却相当糟糕。为了能够胜任一个学校教师的工作，他被派往维也纳大学学习。1851—1853 年，他在维也纳大学系统地学习了物理学、化学、数学、动物学和植物学。在维也纳大学学习的这三年，对孟德尔今后成为一个伟大的科学家起了决定性的作用。在此期间，两位教授对孟德尔影响颇重，一位是著名物理学家 J.C. 多普勒（Johann Christian Doppler，1803—1853），他竭力强调科学实验的重要性，同时鼓励孟德尔应用数学理论来分析和解释自然现象以及实验结果。另一位则是澳大利亚植物学家 F.J.A.N. 翁格尔，他所教授的课程以及物种可变和植物通过杂交可能产生新物种的观点激发了孟德尔对探讨植物遗传变异原因极大的兴趣。1853 年夏天，孟德尔顺利地从维也纳大学毕业，回到修道院。1854 年，他被委派到了布吕恩技术学校担任物理学和博物学的代理教师，他在那里工作长达 14 年之久。也就是在布吕恩技术学校任职期间，他进行了 8 年的豌豆杂交试验，并且最终得出了震惊科学界的"孟德尔遗传定律"。

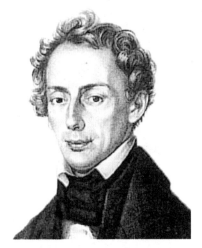

※　孟德尔的恩师、著名物理学家多普勒

多普勒

奥地利物理学家及数学家，以"多普勒效应"（Doppler Effect）而闻名于世。多普勒效应有很多应用，例如，天文学家观察到遥远星体光谱的红移现象，可以计算出星体与地球的相对速度；警方可用雷达侦测车速等。除此以外，多普勒的研究还涉及光学、电磁学和天文学领域，并设计和改良了很多实验仪器。多普勒天才横溢，创意无限。虽然他的构想不是每一个都行得通，但往往为未来的新发现提供线索。

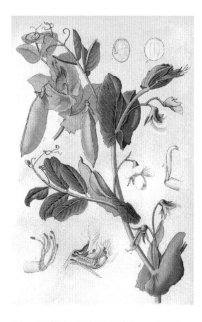

※ 孟德尔的实验材料——豌豆

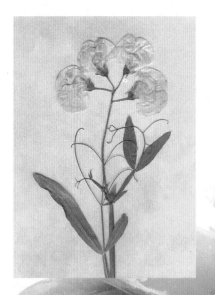

※ 开白花的豌豆

■豌豆与孟德尔遗传定律

1. 豌豆"中选"的原因

在当时的欧洲，人们热衷于进行植物的杂交实验，以期能够破解生命遗传的秘密。孟德尔在修道院的小花园里，以豌豆作为实验材料，进行了一系列的杂交实验。

大千世界，植物的种类何其之多，为什么孟德尔会选择豌豆作为实验材料呢？或者这么说，豌豆究竟有哪些特点，使得它成为孟德尔做研究的首选呢？

首先，豌豆是严格的自花授粉（self-fertilization）植物。豌豆花的雄蕊和雌蕊都被花瓣包围起来，外来的花粉很难落到雌蕊的柱头上，因此市场出售的豌豆种子可以说是纯种的。杂交从纯种出发，避免了未知花粉的干扰，遗传学的实验结果才会有保证。

其次，在当时的市场上已经存在了一些不同品系的豌豆种子。而且，这些不同品系的种子培

植物的授粉方式

作物按授粉方式可分成自花授粉、异花授粉和常异花授粉三类。一朵花的花粉给同一朵花或给同一植株上另一朵花的雌蕊授粉，称为"自花授粉"，花生、豌豆、小麦、水稻等属于此类。与此相反，一朵花的花粉给另一植株的雌蕊授粉就称为"异花授粉"，玉米、大麻等属于此类。兼行自花和异花授粉者，像棉花、高粱等称作"常异花授粉作物"。

育出来的植株具有明显的差别，易于进行性状上的比较。比如说，一种豌豆品系开紫色的花，种子呈现圆形，而另一个品系相对应的性状为白花，种子呈现皱缩状。

再次，豌豆的花比较大，比较易于人工除去原有的雄蕊，并利用另一品系的花粉做人工授粉，进行杂交试验。

最后，每次杂交后，产生的后代都完全可育，可以追踪观察特定性状在杂交后代的分离情况，以便总结遗传规律。

2. 孟德尔遗传第一定律：分离定律

了解了豌豆中选的原因后，下面，让我们走进孟德尔的实验田，和他一起进行豌豆杂交试验。

在上面对于豌豆简单的介绍中，我们知道在当时豌豆存在不同的品系，并且，可以根据它们外在的性状将不同性状的品系区别开。并且这些性状，例如，植株的高矮、花色、种皮的颜色等，都能稳定地遗传给后代。孟德尔仔细跟踪观察了表 1-1 中 7 对差别明显的性状。

表 1-1 孟德尔研究的豌豆的七对性状	
性状	表现
花的颜色	紫色 VS 白色
种子形状	圆形 VS 皱缩
种皮颜色	黄色 VS 绿色
花着生位置	腋生 VS 顶生
豆荚形状	饱满 VS 皱缩
豆荚颜色	绿色 VS 黄色
植株高度	高 VS 矮

孟德尔的豌豆杂交实验是很枯燥的劳动。播种、收获、统计不同性状豌豆的数目，再播种、再收获、再统计，如此反复循环。在一般人看来，孟德尔日复一日年复一年地重复着毫无意义的劳动。虽然，人们对于这个修道士的自讨苦吃表示不理解，但是，孟德尔却在这个看似枯燥和乏味的劳作中找到了乐趣。每一次的收获使他心

中的希望都增加一分。渐渐的，他发现了豌豆遗传规律的端倪。

在孟德尔的试验田中，他将开着紫色花的豌豆和开着白色花的豌豆进行杂交，然后收获这一批豌豆的种子。随后，他将这一批种子播种到试验田中，等这些种子开花后，孟德尔发现，这批种子所开出来的花都是紫色。白色的花的特征似乎一下子就"消失"了。收获第二批种子后，孟德尔又把它们播种到地里，期待着它们开花的那一天。奇怪的事情再一次发生了，这一次，开出来的花既有紫色，又有白色。孟德尔仔细数了数开紫色花的植株数目和开白色花的植株数目，他发现有 705 个植株开紫色的花，224 个植株开着白色的花，这代表什么呢？

于是，孟德尔又对其他的豌豆性状进行研究，结果，发现了同样的规律：第一批收获的种子播种下去，只表现出一种性状特征；再将收获的第二批种子播种下去，原来消失的性状特征会再一次出现！表 1-2 就陈列出孟德尔这个实验的结果。

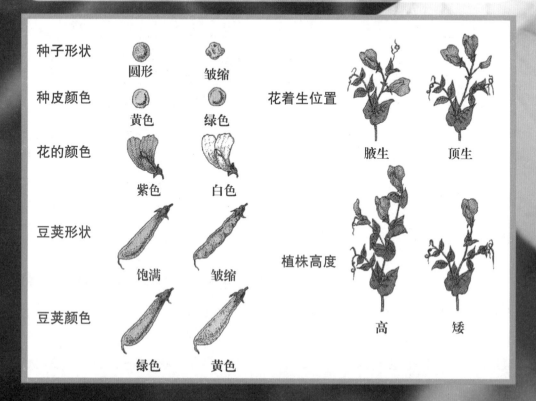

种子形状　　　圆形　　　皱缩

种皮颜色　　　黄色　　　绿色　　　花着生位置

花的颜色　　　紫色　　　白色　　　腋生　　　顶生

豆荚形状　　　饱满　　　皱缩　　　植株高度

豆荚颜色　　　绿色　　　黄色　　　高　　　矮

表 1-2　孟德尔针对单一性状的研究结果

性状	表现	植株比	比率
花的颜色	紫色 VS 白色	705:224	3.15:1
花着生位置	腋生 VS 顶生	651:207	3.14:1
植株高矮	高 VS 矮	787:277	2.84:1
豆荚形状	饱满 VS 皱缩	882:299	2.95:1
豆荚颜色	绿色 VS 黄色	428:152	2.82:1
种皮颜色	黄色 VS 绿色	6 022:2 001	3.01:1
种子形状	圆形 VS 皱缩	5 474:1 850	2.96:1

从表 1-2 中，我们可以看出来，一对性状植株的比例大约是 3:1，规律找到了！但是，又一个问题开始困扰着孟德尔：该如何解释这种现象呢？

孟德尔平日里喜欢看戏，一次看完戏，回到修道院，面对着满院高高矮矮、红红白白各不相同的豌豆，一个念头突然在他脑海里闪现出来。他知道该如何解释这种现象了！一出戏，除了有台前的演员外，还有许多演员在后台为登台表演做着准备，而植物所表现出来的性状不正像在台前为观众卖力表演的演员一样吗？而那些没有能够表现出来的性状，不就同在后台等待上台的幕后演员一样吗？这样的念头让孟德尔兴奋不已，他想通了豌豆遗传的秘密！

孟德尔认为，豌豆开花颜色的不同是因为在豌豆中存在着两个独立的因子：一个使豌豆开紫色的花，一个让豌豆开白色的花。这两个因子是相互独立，互不干扰的。在纯种的豌豆中，这个决定因子是相同的。因此，将一个纯种的开紫色花的豌豆同纯种的开白色花的豌豆杂交时，从紫色花的豌豆中取出一个因子(一定是紫花因子)，与白色花的豌豆中取出一个因子(一定是白花因子)结合，得到种子必然是同时拥有这两种因子的。由于紫花因子强(孟德尔称之为"显性")，白花因子弱(孟德尔称之为"隐性")，所以这批种子种出来的花就表现出强的那个因子的特性(开紫色花)。这就好像一台戏中正式演员和替补演员的关系一样。有主角在，替身就在后台做准备。

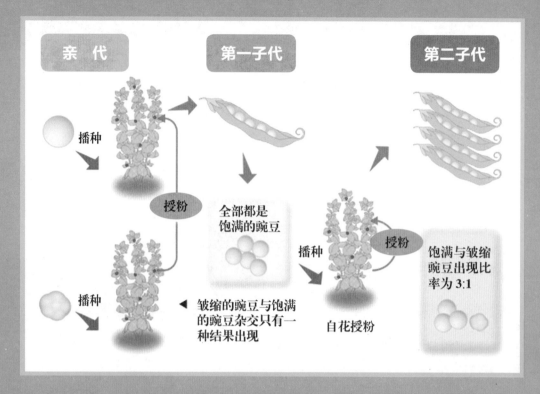

亲 代　　　　第一子代　　　　第二子代

播种

授粉

全部都是
饱满的豌豆

播种

授粉

皱缩的豌豆与饱满
的豌豆杂交只有一
种结果出现

自花授粉

饱满与皱缩
豌豆出现比
率为 3:1

※　孟德尔杂交试验图示

　　将这批同时拥有两种因子的豌豆种子播种后，让它们自花授粉，紫花因子和白花因子就会分离，然后进行自由组合。根据数学的排列组合可以知道，会出现以下四种组合方式：紫紫、紫白、白紫、白白。由于紫花因子是"正式演员"，只要它存在，替补就没有出场的可能性，所以，紫白和白紫都会开出紫色的花。只有"正式演员"不在场，白花因子才有可能"登台献艺"。所以，只有白白这种组合才会开出白色的花，其他的三种组合方式，都开紫色的花。这也就是在这一代豌豆中开紫花同开白花植株的比例是 3：1 的原因。

　　为了验证自己的这个想法，孟德尔又进行一轮新的试验（后来人们将孟德尔的这种试验方法称为"测交法"）。他将同时存在两种因子的豌豆与只开白色花的豌豆进行杂交。根据孟德尔的推论，杂交的豌豆应该存在以下两种排列组合方式：紫白、白白。因此将这批杂交的种子播种下去后，应该得到开紫花与开白花的植株的比例是 1：1。最终试验的结果证实了孟德尔的推论：孟德尔的花园里有一半紫色的豌豆花，一半白色的豌豆花。

性状	显性		隐性	子代显性隐性比	比率
花的颜色	紫色	×	白色	705:224	3.15:1
花着生位置	腋生	×	顶生	651:207	3.14:1
种皮颜色	黄色	×	绿色	6 022:2 001	3.01:1
种子形状	圆形	×	皱缩	5 474:1 850	2.96:1
豆荚形状	饮满	×	皱缩	882:299	2.95:1
豆荚颜色	绿色	×	黄色	428:152	2.82:1
植株高度	高	×	矮	787:277	2.84:1

※ 孟德尔针对豌豆单一性状的研究结果图

现在，我们把孟德尔这个奇妙的 3∶1 称之为"孟德尔第一定律"：一对基因在形成配子时完全按照原样分离到不同的配子中去，相互不发生影响。这个定律也称为"分离定律"。

3. 孟德尔遗传第二定律：自由组合定律

得出了分离定律后，孟德尔很兴奋。但是他并没有满足于此，而是开始一项更加繁琐的研究：同时考察两种性状植株的遗传情况。

孟德尔选择了两种不同种皮颜色，不同种子形状的豌豆：一个种是种皮颜色呈黄色，种子呈圆形；另一个是种皮颜色呈绿色，种子呈皱缩状。杂交第一代，都产生黄圆的种子。说明，黄色因子相对于绿色因子而言，是显性的，绿色因子是隐性的。而圆形因子相对于皱缩因子是显性的。孟德尔再将这次杂交试验收获的黄圆的种子播种到花园里。等它们开花结果后，孟德尔发现，这一代的种子除了有黄圆种子和绿皱种子外，还多出两种以前没有的种子：黄皱种子和绿圆种子。而这些种子的比例是黄圆∶黄皱∶绿圆∶绿皱＝9∶3∶3∶1

这个现象该如何解释呢？孟德尔认为，这就好比舞台上同时存在男女两个主角，后台里也有男女两位替补。当男主角登台表演时，男替补隐藏在后台，女主角登台表演时，女替补躲在后台，男主角的出场情况和女主角的出场情况相互不影响。不同性状的遗传因子可以自由组合，而且机会均等。对于黄色因子、绿色因子、圆形因子和皱缩因子这四种（两对）遗传因子，它们可以自由进行组合，总共可以得到16 种排列组合形式。如果你有兴趣的话，不妨拿出笔来，自己算一算，收获四种类型的豌豆数目比例是 9∶3∶3∶1。

这个就是"孟德尔第二定律"：当两对或更多对基因处于异质接合状态时，它们在形成配子式的分离是彼此独立不相牵连的，同时分配时相互间进行自由组合。这一定律又被称之为"多对基因的独立分离和自由组合定律"。

1865 年，孟德尔把自己的研究成果写成了一篇三万字的论文：《植物杂交实验》，论文被收录在当地的一个刊物——《布鲁恩自然史协会论文汇编》——上。但是，当时孟德尔的研究没有引起学术界的注意。1900 年，荷兰人德夫里斯（Hugo de Vries，1848—1935）、德国人科伦斯（Carl Erich Correns，1864—1933）、奥地利人切马尔克（Erich Tschermak von Seysenegg，1871—1962）通过试验，几乎同时发现了植物遗传的规律。在发表论文之前，需要对前人的工作做一下介绍。当他们在图书馆里翻阅文献时，不约而同地发现早在35年前，孟德尔已经对此进行过研究，并且表述了植物的遗传规律。三个人在发表的论文中，都谈到了孟德尔的学说，并且谦虚地表示，自己的工作也不过是证实了孟德尔的观点。于是，孟德尔的名字传遍了欧洲。

孟德尔的遗传学定律以及他关于遗传因子的概念便成了经典遗传学的奠基石。

1909年，丹麦生物学家约翰逊（Wilhelm Ludwig Johannsen，1857—1927）根据希腊文"给予生命"之意，创造了"基因（gene）"一词，替代了孟德尔的"遗传因子"。至此，基因的概念也开始为科学界所接受。

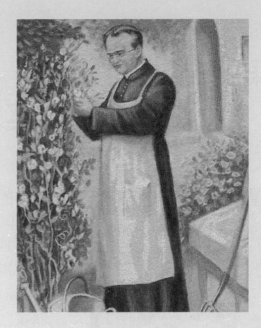

※　花园中的孟德尔

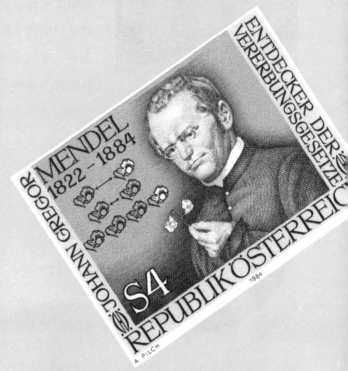

※　孟德尔纪念邮票

果蝇带来的"诺贝尔奖" >>

GUOYING DAI

LAI DE "NUOBEIERJIANG"

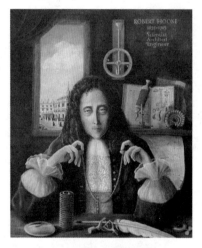

※ 著名科学家罗伯特·胡克

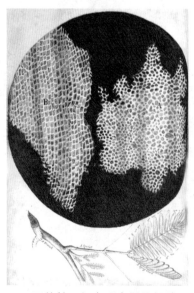

※ 罗伯特·胡克观察到的细胞

■遗传的染色体学说

讲到这里，让我们先回到17世纪，去认识一位微生物学的先锋——著名科学家罗伯特·胡克（Robert Hooke，1635—1703）。

今天，我们每个人都知道细胞，也知道细胞是组成生物的最小单位。第一个观察到细胞的人，就是罗伯特·胡克。胡克通过自己改良的显微镜，观察一个软木薄片，他发现这个薄薄的软木片竟然由许多小格子组成，他给这小格子取名为细胞。

罗伯特·胡克

罗伯特·胡克（1635—1703），英国博物学家，发明家。在物理学研究方面，他提出了描述材料弹性的基本定律——胡克定律，且提出了万有引力的平方反比关系。在机械制造方面，他设计制造了真空泵、显微镜和望远镜，并将自己用显微镜观察所得写成《显微术》一书。"细胞"一词即由他命名。在新技术发明方面，他发明的很多设备至今仍然在使用。除去科学技术，胡克还在城市设计和建筑方面有着重要的贡献。但由于与牛顿的论争导致他去世后少为人知，近来对胡克的研究逐渐兴起。胡克也因其兴趣广泛、贡献重要而被某些科学史家称为"伦敦的莱奥纳多（即达·芬奇）"。

虽然当时胡克观察到的不过是死细胞，但是，在他之后，越来越多的人将目光聚集在显微镜下那小小的神奇的"小格子"上。如果恰巧观察到细胞正在分裂或者增长，就可以看到染色体。这些物质在细胞分裂时会先复制一份，然后再平均分配到两个子细胞中。

让我们在把目光定格到 20 世纪初，美国有一位年轻的科学家叫萨顿（Walter S.Sutton，1877—1916），他根据孟德尔的豌豆实验和其他的遗传实验，再把一些与遗传相关的旧理论串在一起进行思考：细胞在分裂的时候，它的形态会发生改变，但是，在细胞分裂前，有一些物质自己复制，然后均匀地分配到子细胞里面，这些物质，是不是与遗传相关呢？

同时，他又想到：父母的一些性状特征会遗传给下一代，而子女从父母那里接受到的特殊物质也不过就是精子和卵子两个细胞而已。如此说来，控制遗传的因子应该就存在于生殖细胞里面了。

于是，1903 年，萨顿郑重提出了染色体假说：在细胞分裂中看到的表现物质，是控制性状的遗传因子，应该定位在染色体上。

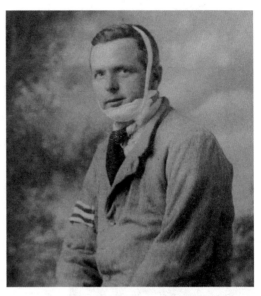

※　美国遗传学家萨顿一战时的照片

萨顿

萨顿（Sutton，Walter Stanborough），美国遗传学家，1877年4月5日生于纽约州尤蒂卡；1916年11月10日卒于堪萨斯州堪萨斯城。1896 年萨顿入堪萨斯大学，准备学习工程。后因其弟死于伤寒，他转学生物学。他在哥伦比亚大学做研究生，但未获得博士学位。萨顿虽无博士学位，但在 1902年发表了一篇对遗传学极为重要的论文。他证明染色体成对存在，并且指出染色体极可能就是孟德尔在其工作中假设的遗传因子。1903 年，他在另一篇论文中坚持认为：染色体带有基因；每一个性细胞只具有每一对染色体中的一个，具有哪一个是随机决定的。他将遗传因子改名为"基因"。萨顿在石油工业工作两年之后又回到学术界，1907 年在哥伦比亚获得医学博士学位。"一战"期间，他曾随军在战地医院服役，1916 年死于急性阑尾炎。

■摩尔根和他的果蝇

※ 美国遗传学家摩尔根

摩尔根

摩尔根，美国胚胎学家、遗传学家。由于发现了果蝇的遗传规律，1933年他获得诺贝尔生理学和医学奖；也正因如此，人们将他进行果蝇实验的实验室称为"蝇室"。摩尔根是英国皇家学会的国外会员，他在1939年获得该学会的"科普利（Copley）奖"；1927—1931年，他是美国科学院的主席；1930年为美国科学促进联合会主席；1932年当选为第六届国际遗传学会主席；1897—1945年是伍兹霍海洋实验室的理事之一。

20世纪初，当孟德尔的研究成果被学术界肯定后，越来越多的人以不同的植物作为材料进行遗传学的研究。但是，也有人把目光投向了动物学的遗传研究。这个人就是美国遗传学家摩尔根（Thomas Hunt Morgan，1866—1945）。

摩尔根当时想要挑选一种合适的动物来做实验，他考虑过蚯蚓或者海洋生物，后来一个朋友向他推荐果蝇，从此，果蝇这个不起眼的小生物，通过摩尔根的实验室研究，在学术界享有了越来越高的知名度。

孟德尔从外观上可以很容易辨认出豌豆的性状特征。但是，从野外采集回来的果蝇不能立刻进行杂交试验。因为它们的一些性状情况和人类的遗传疾病很类似，从外形上根本看不出来，必须经过实验室饲养后，才能发现。

想要辨认昆虫的性别，是一件比较困难的事情，但是，如果要辨认果蝇的性别是一件相对容易的事情。以常见的黄果蝇为例：雄性果蝇的个头稍小一些，尾部的末端比较黑；而雌性果蝇个头较大，尾部呈现条纹状。所以从腹部的斑纹或外部生殖器官就可以辨别果蝇的雌雄。

正常果蝇的眼睛是红色的，可是有一天，摩尔根突然发现有一个瓶子里有一只白眼果蝇，摩尔根很兴奋，立刻将它分离出来，让它同正常的红眼雌果蝇进行交配，结果交配产下的果蝇都是红眼的，这个同孟德尔的豌豆实验中，第一代都

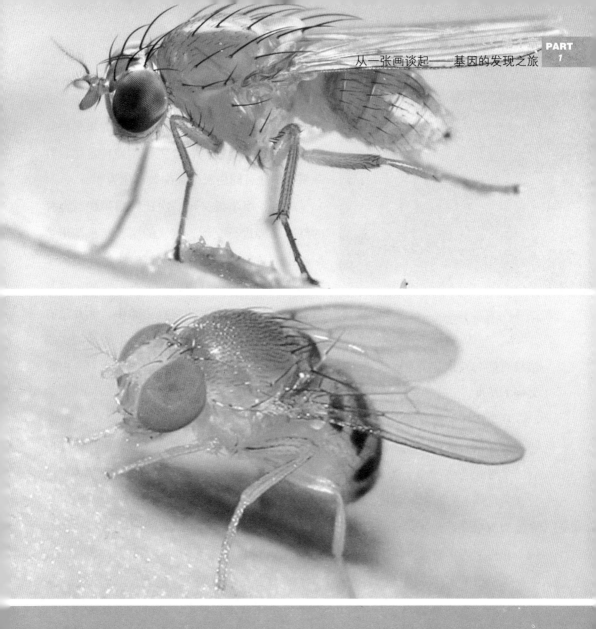

果蝇

　　果蝇是一种小型蝇类，喜欢在腐烂的水果和发酵物的周围飞舞。成虫只有米粒大小，比普通苍蝇小得多。果蝇的求爱方式很奇特。雌果蝇能够利用胸触角来聆听雄果蝇发出的求爱"情歌"。有一种雄黄果蝇，会用翅膀来唱"情歌"。不同种属的雄果蝇各自演唱着不同曲调的"情歌"。雌果蝇听了"情歌"以后，有两种反应：一种是情投意合，双方结成"情侣"；另一种是知道曲调不对头，就扬长而去。

　　果蝇容易饲养，两个星期就能繁殖一代。加之突变性状多、唾腺染色体大，因此多用作科学实验材料，尤其受到遗传学家的"宠爱"。平时常用于药品检验、环境保护、食品卫生、职业防护和肿瘤研究等方面。在世界卫生组织规定的毒理学 8 个主要检测项目中，果蝇检测是其中重要的一项。哪些食品和药物中含有致癌、致畸、致基因突变的物质，只要通过果蝇新品系检测一下，就可知晓。

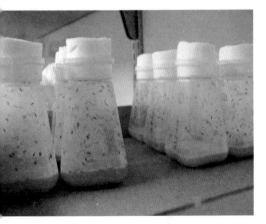

※　摩尔根培养瓶中的果蝇

是开紫色的花一样。然后，摩尔根让这些子一代的红眼果蝇交配，果然，在产下的果蝇中有白眼也有红眼，而且符合孟德尔遗传定律，红眼果蝇的数目同白眼果蝇的数目比为 3∶1。

之后，摩尔根又再一次让白眼果蝇与纯种的红眼果蝇进行交配，这次的实验结果却出乎摩尔根的意料，在这次杂交试验中所产生的子一代果蝇，不仅有红眼的，也有白眼的。这是怎么回事？在孟德尔的豌豆实验中，他并没有考虑雌雄问题，摩尔根推测，这个果蝇的实验结果可能与性别有关系。于是，摩尔根便将性别因素考虑进去，发现，大部分白眼果蝇为雄性。

从染色体的角度来看，当时已经知道了细胞内存在一对染色体的行为是和性别相关的，这对染色体就成为性染色体。雌性果蝇拥有两个 X 染色体，而雄性果蝇拥有一个 X 染色体和一个 Y 染色体。摩尔根又联想到萨顿的染色体假说：遗传因子定位在染色体上。而摩尔根自己的实验也证明了，有一个性状同性别相关。也就是说，摩尔根的果蝇试验证实了萨顿的染色体假说。1933 年，摩尔根因为"遗传染色体学说"获得了当年的诺贝尔生理学和医学奖。

摩尔根的实验表明，性染色体上也会存在其他与性别无关的遗传基因，把这些基因称为"性连锁基因"（sex - linked gene）。在生物体中，大部分的性连锁基因都定位在 X 染色体上，前面摩尔根的白眼果蝇就是一个很好的例子，决定果蝇眼睛颜色的基因就定位在 X 染色体上。还有人的色盲（color blindness）、血友病（hemophilia）都是 X 染色体的遗传病。当然，也有少部分的基因定位在 Y 染色体上，因此这种基因所决定的性状就只会在雄性身上出现。

摩尔根对于果蝇的一系列实验确立并发展了遗传的染色体理论，使孟德尔遗传定律更丰富，更具有价值，也获得了更广泛的应用。虽然这个时候人们意识到了基因是遗传物质，但是基因的本质是什么，还尚未揭开。1928—1952 年，基于英国细菌学家格里菲斯（Frederick Griffith）以及美国洛克菲勒研究所的 Avery 所做的肺炎

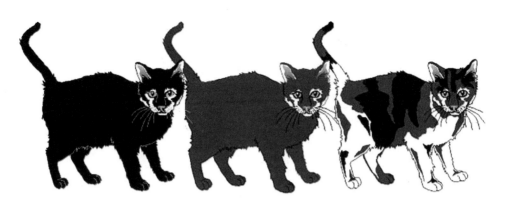

※　性连锁基因让猫出现不同的毛色和花纹

性别

在广阔的自然界，大部分生物都存在有性别，从酵母到人类，从植物到动物都有雌雄之分。生物中，一般存在 XY 型、XO 型、ZW 型和单倍体－二倍体型等 4 种性染色体类型。在这四种类型中，XY 型最为常见。人类的性染色体类型就属于 XY 型（其中女性为 XX 型，男性为 XY 型）。直翅目昆虫的性染色体类型是 XO 型，雌性的性染色体成对为 XX，而雄性得性染色体仅仅只含有一条 X 染色单体。大部分的鸟类、鳞翅目昆虫、某些两栖类和爬行类动物的性染色体类型为 ZW 型。与 XY 型不同，在 ZW 型中，雄性的性染色体为 ZZ 纯合子，而雌性则是 ZW 杂合子。有趣的是，在蜜蜂和蚂蚁的染色体中并不含有性染色体，它们的性别分化很奇特，由经过受精后的卵发育成的二倍体个体为雌性，而未受精的卵发育而成的单倍体个体为雄性。

球菌试验，赫尔希（A. D. Hershey）及蔡斯（Martha Cowles Chase）所做的同位素放射性试验，基因的 DNA 本质才真正被揭开，为科学界所承认。当揭开了基因的面纱后，知道了 DNA 就是生命的遗传物质，又一个谜题出现在生物学家面前：DNA 的结构是怎样的？它是如何传递遗传信息的呢？1953 年 3 月 7 日，美国年轻的科学家沃森（James Dewey Watson）同他的拍档，英国年轻学者克里克（Francis Harry Compton Crick）走进剑桥老鹰酒吧，向酒吧里年轻的客人们宣布他们揭开了"生命的奥秘"。1953 年 4 月，他们发表在英国《自然》杂志上的文章向世人宣告了这个"生命的奥秘"：DNA 的双螺旋模型。至此，基因的秘密已经解开，它不再是神秘的"天火"，一个又一个的"普罗米修斯"将宙斯的"天火"带到人间。从此，生物学便向着微观逐步探索。

附录1：基因百年 >>

FULU 1

JIYIN BAINIAN

1677 年，人类发现了精子。

1785 年，对犬"人工授精"成功。

1788 年，对人类"人工授精"在英国成功。

1838 年，施旺发表《动植物结构和生长相似性显微研究》一文，发现细胞是生命有机体的基础单位。

1838 年，胚胎细胞核移植性克隆的构想问世。

1859 年，达尔文出版《物种的起源》，进化论问世。

1865 年，孟德尔定律问世，但 35 年之后，即 1900 年才同时被 3 位科学家发现并证实了孟德尔定律。

1869 年，发现 DNA 在细胞核内。

1888 年，发现细胞核可破染成红色的染色质，并定名为染色体。

1897 年，酶被发现。

1900 年，"基因"诞生年。荷兰、德国、奥地利的三位学者同时重新发现了孟德尔的成就，英国皇家学会向全世界公开了这一消息。故 1900 年被定为"遗传学诞生之年"，2000 年被视为"基因 100 年"。

1900 年，发现 ABO 血型。

1903 年，第一例显性遗传病（短指趾症）被发现。

1909 年，正式将"遗传因子"改称为"基因"。

1910 年，摩尔根的《基因论》问世，并于 1926 年获诺贝尔奖。

1924 年，血型遗传学问世。

1924 年，发现 DNA 位于染色体上。

1926 年，发现酶的本质是蛋白质。

1940 年，Rh 血型被发现。

1944 年，证明 DNA 不是蛋白质，而是遗传物质。

1944 年，提出"基因开关"一词。

1948 年，证实染色体内有少量的 RNA。

1949 年，分子病镰状细胞性贫血被发现。

1952 年，设计了青蛙细胞核移植技术，即克隆。实验失败。

1953 年，发现细胞周期。

1953 年，DNA 双螺旋结构被沃森和克里克发现，并因此荣获 1962 年度诺贝尔奖。

1956 年，确定人类染色体为 46 条。

1959 年，发现 Down 氏综合征和 Turner 综合征。

1960 年，植物血凝素 PHA 用于细胞遗传学。

1961 年，第一个苯丙氨酸三联密码被破译，研究者并因此荣获 1968 年度诺贝尔奖。

1962 年，X 染色体失活理论问世。

1962 年，费城染色体被发现。

1962 年，预测有 DNA 内切酶存在。

1963 年，溶酶体沉积病被发现。

1965 年，人工合成有生物活性的胰岛素。（中国）

1965 年，羊水中胎儿脱落细胞培养成功。

1966 年，《人类孟德尔遗传病》（Mckusick）第一版问世。

1968 年，内切酶被分离出来，并获诺贝尔奖（阿伯·斯密斯和拉赞）。

1968 年，"冈崎片断"理论问世，即 DNA 是不连续复制的。

1968 年，首次对染色体进行基因定位（Mckusick）。

1970 年，反转录酶被发现，即完善了"中心法则"，发现者并因此荣获 1975 年度诺贝尔奖。

1970 年，克隆青蛙卵并发育成为蝌蚪。

1971 年，视网膜细胞瘤的二次突变论被发现。

1972 年，袁隆平发明杂交水稻。（中国）

1973 年，发现姊妹染色单体互换。

1975 年，发现单抗隆抗体。

1976 年，用 DNA 作 α-海洋性贫血（血红蛋白生成障碍性贫血）的产前诊断。

1977 年，DNA 内含子和外显子被发现。

1977 年，DNA 测序技术问世。

1977 年，首次用基因重组方法在大肠杆菌内成功合成干扰素和胰岛素。

1978 年，用 DNA 作镰状红细胞贫血产前诊断。

1978 年，世界上第一例试管婴儿在英国问世。

1980 年，首次转基因鼠成功。

1981 年，培育出胚胎克隆鼠。

1981 年，酶性 RNA 被首次发现，否认了"酶就是蛋白质"定义，即酶也可以是核酸。

1984 年，胚胎克隆羊问世。

1985 年，Mullis 等发明 PCR 技术（聚合酶链式反应），并因此荣获 1993 年度诺贝尔奖。

1986 年，人类基因克隆成功。

1986 年，发现 RNA 有催化酶作用。

1986 年，发现人类的线粒体 DNA 来自共同祖先——非洲妇女。

1986 年，发现 RNA 有催化酶作用。

1987 年，杜氏肌营养不良症基因被克隆。

1988 年，人类基因组课题拉开序幕。

1988 年，对腺苷脱氨酶缺陷的女患者进行基因治疗，首获成功。

1989 年，显微切割人类染色体成功。

1990 年，首例基因治疗成功。

1990 年，人类基因组计划启动。

1991 年，囊性纤维化基因被克隆。

1992 年，发现 X 染色体失活中心。

1993 年，亨廷顿病基因被克隆。

1994 年，120 个细胞胚胎克隆牛夭折。

1994 年，发现酶性 DNA。

1995 年，王身立发现非特异性 DNA 的酯酶活性。（中国）

1996 年，体细胞核移植的克隆羊"多利"问世。

1996 年，卢光琇等的 6 只核移植小鼠问世。（中国）

1998 年，胚胎干细胞技术开发问世。

1998 年，体细胞核移植克隆牛成功。

1998 年，日本等"四国"小组用体细胞核移植克隆了三代 50 只老鼠。

1999 年，卢光琇等培育出人类第一个体细胞克隆胚胎。（中国）

2000 年 6 月 26 日，人类基因组计划完成 DNA 序列框架图。

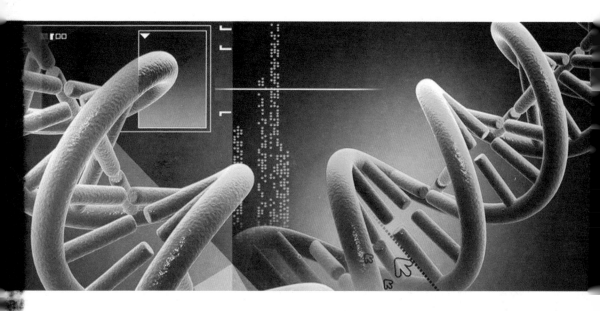

PART2

第 2 章
解读生命的天书

美丽的模特儿对着聪明"绝顶"的生物学家说 "我们结婚吧！这样我们的孩子既有我美丽的基因也有 聪明的基因！"生物学家看了她一眼，幽幽地说："那 果遗传了我的相貌和你的智商该怎么办？"模特儿愕然

如今，越来越多的人了解到，基因，就是那把 我们生命奥秘的金钥匙。在这一章，让我们一起揭开 神秘的面纱。

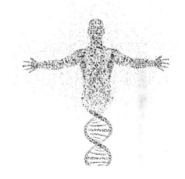

基因是什么？ >>

SHI SHENME
JIYIN S

遗传学的建立是基于对三个问题的回答，那就是：是否存在遗传物质？如果存在遗传物质，那么遗传的物质基础是什么？它又是如何一步一步地传递？到20世纪初，经过孟德尔、摩尔根等科学家的不懈努力，第一个问题——是否存在遗传物质——已经有了肯定的答案。就犹如同大自然玩寻宝游戏一样，一个谜题地揭开，随之而来的是另一个谜题：遗传的物质基础是什么？

■初次亮相

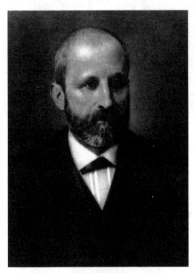

※ 瑞士化学家米歇尔

DNA、RNA初次登上遗传学的大舞台是在1868年。那一年，25岁的瑞士化学家米歇尔（Fredri Miesher, 1844—1895）在德国的杜宾根大学攻读有机化学，并在生物学家霍佩·赛勒（Hoppe Seyler, 1825—1995）的实验室里从事细胞化学组分的研究工作。为了能够得到大量的实验材料，米歇尔收集了大量又臭又脏的外科手术绷带，绷带上面的脓液和血液成了他最佳的实验材料。米歇尔从脓细胞里分离出细胞核，裂解细胞核后得到一种含氮和磷特别丰富的沉淀物。由于是从细胞核中分离得到的，因此米歇尔称这种沉淀物为"核质"。1872年，米歇尔又从鲑鱼的精子细胞中发现了大量类似的酸性物质。1889年，奥尔特曼（Richard Altmann, 1852—1900）从酵母和动植物的组织中都得到这种类似酸性的物质，并将其称为"核酸"（nucleic acids）。核酸的这次亮相并没有带来太大的轰动，人们似乎把它遗忘在一个角落。

　　直到 20 世纪初，德国生理学家柯塞尔（Alberch Kossel, 1853—1927）和他的学生琼文（W. Johnew, 1865—1935）、列文（P. A. Levene, 1896—1940）对于核酸的化学成分以及最简单的基本结构作了一番研究，结果发现核酸是由四种不同的碱基（这四种碱基分别是：腺嘌呤、鸟嘌呤、胸腺嘧啶、核胞嘧啶）以及核糖还有磷酸组成。核酸最简单的单体结构是：碱基 - 核糖 - 磷酸。人们对核酸的认识又进了一步。1929 年，柯塞尔确定了核酸根据核糖的不同，分为两类，一种是脱氧核糖核酸

柯塞尔

　　柯塞尔是德国著名的生物学家，对蛋白质研究有卓越的成就，是 1910 年诺贝尔生理学和医学奖的获得者。柯塞尔出生在瓦尔诺夫河畔的罗斯托克城的一个商人家庭，从小就是个"植物迷"。1872 年，柯塞尔到阿尔萨斯的斯特拉斯堡读新帝国大学。在这里，他遇到了研究蛋白质化学的教授霍珀 - 西拉，这位教授很器重沉默寡言的柯塞尔，在他的指导下，柯塞尔开始研究蛋白质的水解物——胨，并于 1876 年在德国生理学杂志上发表了论文。后来，教授指点柯塞尔，要想当一名生理化学家，首先要学好医学。于是他回到罗斯托克，在基础更雄厚的罗斯托克大学医学院学习。1878 年他取得博士学位。从 1879 年开始，柯塞尔转入核素的研究。由于他应用有机化学的提取方法和微量的化学分析方法，所以能在前人研究的基础上，在研究核素的化学特性及化学组

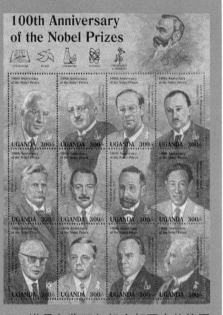

※　诺贝尔奖百年纪念邮票中的德国生理学家柯塞尔（位于右下角）

成等方面取得巨大的成就，尤其是在细胞化学领域里成绩卓著。1901 年，他出任海德堡生理研究所所长。1910 年，在获得诺贝尔奖的授奖典礼上，他发表了题为《细胞核的化学组成》的演讲，并得到很高的评价，瑞典皇家科学院等许多科学团体纷纷接纳他为会员。但柯塞尔在荣誉面前从不停步，甚至退休之后，在 70 岁高龄时还兢兢业业地工作，直至 1927 年 7 月 5 日逝世。

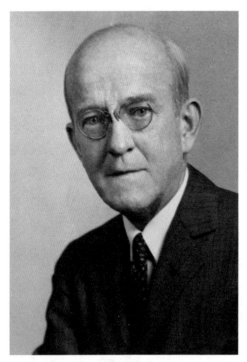

※ 美国科学家艾弗里

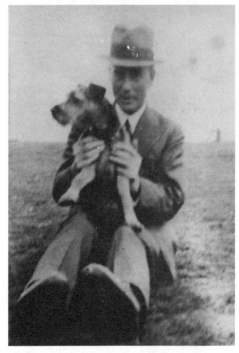

※ 英国细菌学家格里菲斯

（Deoxyribonucleic Acid），即 DNA；另一种是核糖核酸（Ribonucleic Acid），也就是 RNA。由于在对核酸以及蛋白质等方面作出了杰出贡献，1910 年，柯塞尔荣获当年的诺贝尔医学及生理学奖。

■众里寻他千百度

看起来，DNA、RNA 的发现并没有掀起什么波澜。在那个时候，没有人会想到，他们苦苦寻找的生命的"天书"就藏在变化仅有四种的核酸上。当时，大家的目光都集中在蛋白质身上，相信变化万千的蛋白质就是大家要找的那个东西。似乎变化万千的蛋白质更容易解释为什么生物会千差万别。然而，大自然却和人类开了一个不大不小的玩笑，那么神秘那么重要的"天书"居然藏在核酸里。最终，通过两个设计精巧的实验，人类还是发现了大自然的这个奥秘。

1944 年，美国科学家艾弗里（Oswald Theodore Avery, 1877—1955）根据英国细菌学家格里菲斯（Frederick Griffith, 1881—1941）的实验结果，设计出了一个精巧的实验，证明了 DNA 才是大家寻找多年的生命遗传物质。要谈起这个具有里程碑式意义的实验，我们首先要了解一下格里菲斯的实验材料——肺炎球菌。

格里菲斯的研究对象是两种肺炎球菌，一种表面光滑，能够致病，称之为"S 型肺炎球菌"；另外一种肺炎球菌表面粗糙，不能致病，称之为"R 型肺炎球菌"。格里菲斯发现如果把灭活（通过物理或者化学的方法使细菌失去致病能力）了的 S 型肺炎球菌和正常的 R 型肺炎球菌混合注射到小鼠体内，小鼠依然会致病，并且在小鼠体内发现有活着的 S 型肺炎球菌。这也就是说，S 型肺炎球菌中存在着一种物质可以使 R 型

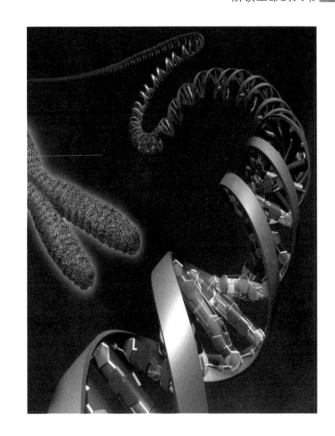

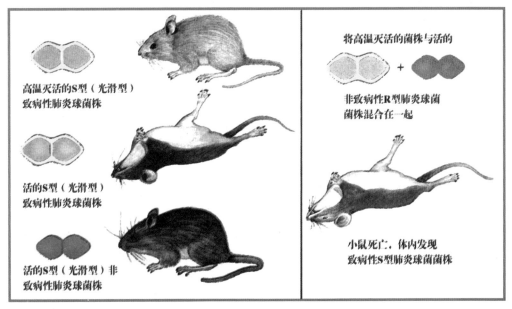

高温灭活的S型（光滑型）致病性肺炎球菌株

活的S型（光滑型）致病性肺炎球菌株

活的S型（光滑型）非致病性肺炎球菌株

将高温灭活的菌株与活的

非致病性R型肺炎球菌菌株混合在一起

小鼠死亡，体内发现致病性S型肺炎球菌菌株

※ 格里菲斯的肺炎球菌实验模拟图

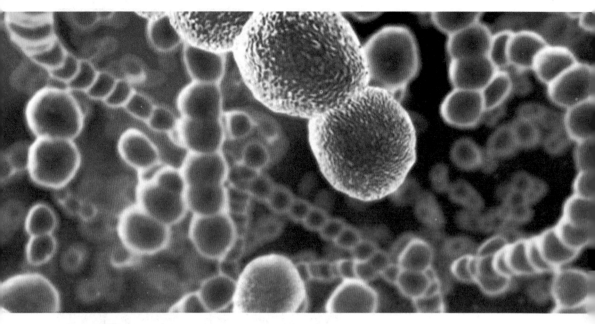

※ 肺炎球菌

肺炎球菌转化为具有致病能力的 S 型肺炎球菌。

格里菲斯的这个实验结果给了艾弗里很大的启发，他便着手开始去寻找这种物质。艾弗里从灭活的 S 型肺炎球菌中分离出各种生物化学成分：蛋白质、核酸、多糖、脂肪等，分别把它们注射进 R 型肺炎球菌中，结果最后发现，仅仅只有加入了核酸的 R 型肺炎球菌，最终使得 R 型转变成为了 S 型。根据实验结果，艾弗里正式公布了重要的结论：DNA 是生命的遗传物质，而非蛋白质。

这个就是遗传学史上著名的肺炎球菌实验。艾弗里的这一结论当时并没有立刻得到科学界的认可，直到 1952 年后，美国科学家赫尔希（A. D. Herskey）和蔡斯（Martha Cowles Chase）对于噬菌体（顾名思义，是一种侵蚀细菌的病毒）的研究（赫尔希 - 蔡斯实验，Hershey - Chase experiment），再一次以强有力的证据证明生命的遗传物质是 DNA，整整 8 年时间，科学界终于真正接受了这一观点。

病毒是一种比细菌更简单的生物，仅仅由蛋白质外壳和少量的 DNA（或者RNA）组成。它们自身无法复制繁殖，只有通过感染宿主才能完成复制繁殖。噬菌体感染细菌时，会先用尾巴附着在细菌的细胞膜上，然后在上面"打一个洞"，把自己的 DNA 通过这个"洞"注射到细菌细胞内。于是，数以万计的噬菌体形成了，细菌破裂，这些噬菌体被释放出来，然后再去寻找新的寄主。赫尔希和蔡斯用放射性同位素35S和32P作为示踪原子，证实了在噬菌体感染细菌的时候，只有核酸进入了细菌细胞内，蛋白质外壳并未进入细菌细胞内；而且，在病毒繁殖时，DNA得到复制，并且知道合成了蛋白外壳。这一切都证明了：生命的遗传物质是DNA，基因是由DNA组成的决定遗传信息的结构单位。

至此，神秘的遗传物质露出了它本来的面目。"众里寻他千百度，蓦然回首，那人却在灯火阑珊处。"1868年发现核酸，再到1952年证实确认遗传物质就是DNA，无数遗传学家通过各种方法来寻找"生命天书"的藏身之地，兜兜转转，最终，人们在对自身的认识上又向前迈了一大步！

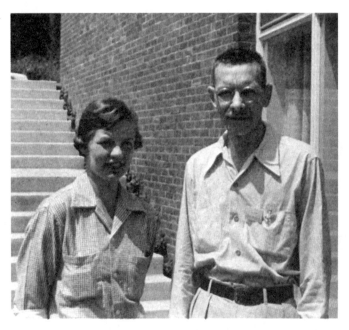

※　美国科学家赫尔希（右）和蔡斯（左）

放射性同位素与示踪原子

放射性同位素是指与这种元素具有相同的质子数，只是中子数不同，因此放射性同位素也与这种元素拥有共同的化学性质。放射性同位素的原子核不稳定，会不间断地、自发地放射出射线，直至变成另一种稳定同位素。因此可以利用放射性同位素代替非放射性同位素来制成各种化合物，这种化合物的原子跟通常的化合物一样可以参与所有的化学反应，但是却带有"放射性标记"，可以利用仪器来探测。这种原子就叫做示踪原子。

揭秘DNA>>

JIEMI DNA

自从人们了解到遗传物质的"真身"就是DNA之后，人类便进入了"DNA时代"。人们对DNA的兴趣愈发浓厚，迫切地想知道，由碱基－戊糖－磷酸构成的DNA是如何构成千变万化的生物界的？这四种碱基之间的关系又是如何？DNA的结构又是怎样的呢？

■ DNA长什么样

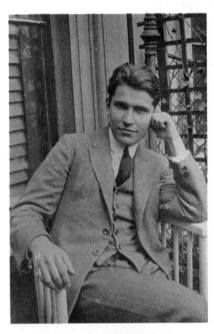

※ 美国生物化学家查尔加夫

虽然，直到1952年，DNA是遗传物质这一发现才被科学界所承认，然而，自从1944年，艾弗里第一次提出这个概念后，科学界就开始对于核苷酸给予了极大的关注。1950年，美国生物化学家查尔加夫（Erwin Chargaff, 1905—2002）利用纸层析法分析了DNA的组成成分，他发现，在不同来源的DNA中，嘌呤类的核苷酸的总数总是与嘧啶类的核苷酸的总数是相等，进一步研究发现，腺嘌呤核苷酸（A）的数目总是等于胸腺嘧啶核苷酸（T）的数目；鸟嘌呤核苷酸（G）的数目等于胞嘧啶核苷酸（C）的数目。简单来写，就是A=T，G=C，A+G=T+C。这个也就被后人称之为"查尔加夫法则"（Chargaff Law），也叫做"碱基互补配对原则"。

后来，查尔加夫又通过对不同来源的 DNA 的研究发现，不同生物种类的 DNA 具有独特的碱基组成，不论是从什么地方采集来的 DNA，头发、手指，还是脚趾，只要这些 DNA 属于同一个生物体，那么 DNA 的碱基组成是完全一样的。

1955 年，英 国 化 学 家 托 德（Alexander Robertus Todd, 1907—1997）证明了核苷酸分子间的化学连接方式。托德通过研究发现，核酸分子是线性分子，在前面的介绍中，我们知道，核酸基本单位是核苷酸，每一个核苷酸分子是由碱基 – 戊糖 – 磷酸组成，核苷酸与核苷酸之间是通过磷酸二酯键（戊糖与磷酸发生化学反应形成的化学键）连接的戊糖与磷酸相互连接形成一条直线，而碱基就错落有致地排在这条直线的一边，看起来就好像一把梳子一样。1957 年，托德因核苷酸的结构等研究成果而被授

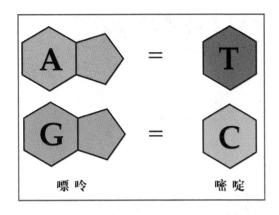

※ 查尔加夫法则示意图

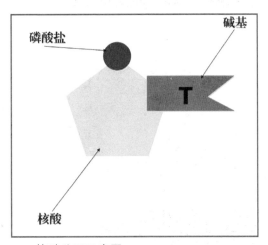

※ 核酸分子示意图

DNA 总括

　　DNA 是脱氧核糖核酸（Deoxyribonucleic Acid）的英文缩写。DNA 是脱氧核糖核苷酸的单体聚合而成。每一种脱氧核糖核苷酸是由三部分组成：戊糖（含有 5 个碳原子的糖类）、磷酸根、碱基。DNA 的碱基又可以分为四类：鸟嘌呤（Guanine，G）、腺嘌呤（Adenine，A）、胸腺嘧啶（Thymine，T）和胞嘧啶（Cytosine，C）。其中 A 与 T 以两个氢键相连，G 与 C 以三个氢键相连。

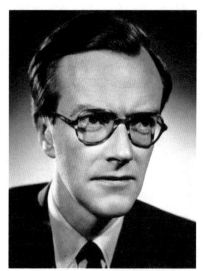

※ 在 DNA 结构研究方面做出卓越贡献的科学家威尔金斯

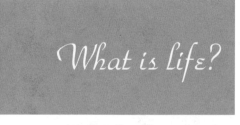

What is life?

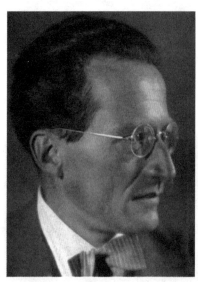

※ 著名物理学家薛定谔

予了那一年的诺贝尔化学奖。

■双螺旋之谜

查尔加夫和托德的成果极大地拓展了人们对于 DNA 的认识，同时也激起了人们探秘 DNA 的更深的兴趣。DNA 的化学结构已经为人们所知，下一个横亘在人们面前的问题就是：DNA 的结构是怎么样的？想要解开这个谜题，我们还是去 20 世纪 50 年代的英国旅行一下吧！

生物学的很多进展，尤其是遗传学中的重大发现，都与其他学科的参与密不可分。在探索 DNA 结构上，更是如此。在 20 世纪 30 年代的时候，物理学与生物学奇妙的结合，使得在研究生物大分子的结构上有了得力的秘密武器：X 光衍射技术。在那个时候，人们主要关注于对蛋白质的结构研究。在对蛋白质结构研究取得一定的基础之后，人们开始把目光转向了 DNA。其中，做出卓越贡献的当属威尔金斯（Maurice Hugh Frederick Wilkins, 1916—2004）和富兰克林（Rosalind Elsie Franklin, 1920—1958）。

威尔金斯毕业于英国剑桥的圣约翰大学物理系，24 岁的时候就在伯明翰大学获得物理学博士。在 20 世纪 40 年代中期，当威尔金斯阅读过著名物理学家薛定谔（Erwin Rudolf Josef Alexander Schr dinger, 1887—1961）的一本著作《生命是什么？》（*What is life？*），他被控制生命过程的复杂分子结构的概念深深地震撼了，从此步入了生物学的殿堂。1950 年，威尔金斯便开始了 DNA 分子的 X 光衍射研究。

第一张 DNA 的 X 光衍射图是在 1938 年由阿斯特伯里（William Thomas Astbury, 1898—1961）得到的。然而从这之后，利用 X 光衍射来研究 DNA 结构便中断了十几年。当威尔金斯开始重新研究这个问题的时候，伯恩实验室给他送了一份"大礼"：一份纯净的 DNA。纯净的 DNA 呈现胶状，是一种黏性物质。当威尔金斯用玻璃棒点了一下，然后拿开玻璃棒时，他发现玻璃棒"带出一条细得几乎看不见的 DNA 纤维，就像蜘蛛丝一样"。这个"蛛丝马迹"让威尔金斯意识到 DNA 内部分子一定具有有序的排列。于是，威尔金斯立刻和自己的学生用 X 光衍射拍摄了 DNA 纤维产生的图样照片。他们的照片要比阿斯特伯里的要精美许多。这是因为，阿斯特伯里所采用的 DNA 样本是一个干了的 DNA 薄膜，而威尔金斯的 DNA 样本很好地保持了 DNA 纤维的润湿状态。

1951 年，在 X 光衍射技术上颇有建树的英国女科学家富兰克林从法国回到了英国，并且加入到了威尔金斯的实验室，1952 年 5 月，她获得了一张清晰的 DNA 的 X 光衍射图片。威尔金斯和富兰克林的前期工作都为今后揭开 DNA 结构之谜奠定了坚实的基础。

要说到 DNA 结构，就不得不提到一个美国人：詹姆斯·杜威·沃森（James Dewey

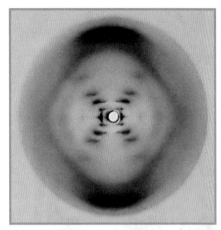

※ 威尔金斯的 DNA 的 X 光衍射

X 光衍射

X 光通过晶体时会产生衍射现象，由此可以检测出晶体的内部结构。X 光衍射（X-ray diffraction）技术可以用于研究分子的构象或形态。衍射又称为绕射，指光线照射到物体边沿后通过散射继续在空间发射的现象。

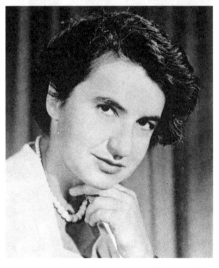

※ 在 DNA 结构研究方面做出卓越贡献的科学家富兰克林

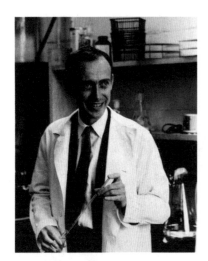

※ 年轻的沃森

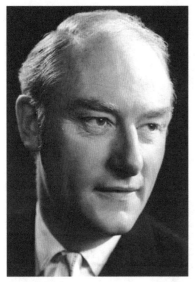

※ 克里克

Watson, 1928— ）。沃森出生在美国芝加哥，他的父亲是一个商人。沃森从小就和他的父亲一样，很喜欢观鸟。在沃森 15 岁的时候，就被芝加哥大学破格录取，并于 1947 年获得了动物学学士学位。沃森在芝加哥大学里接受了系统的训练，尤其是养成批判性的思维方式。用沃森自己的话来评价芝加大学那就是 "田园般的科研院所"（an idyllic academic institution）。1946 年，沃森阅读完薛定谔的《生命是什么？》这本书后，对遗传学产生了浓厚的兴趣。1950 年，22 岁的沃森在印第安纳大学获得博士学位后，又在同一年来到丹麦的哥本哈根进行自己的博士后研究工作，在那里进一步做有关核酸化学的研究。在一次去意大利那不勒斯旅行时，一个偶然的机会，他听了威尔金斯的一个讲座。在那个讲座上，威尔金斯展示了 DNA 的 X 光衍射图片，并且表示，X 光衍射技术有助于揭示 DNA 的结构，并为遗传基因研究开辟光明的前景。沃森立即意识到，揭示 DNA 的晶体结构是一个巨大的机遇和挑战。于是他决定更换自己的研究方向。1951 年 10 月，沃森来到英国的卡文迪许实验室（Cavendish Laboratory），专门从事 DNA 晶体结构的研究。

在卡文迪许实验室，沃森遇到了当时正在攻读博士学位的克里克（Francis Harry Compton Crick, 1916—2004），两个志趣相投、年龄相仿的青年立刻一见如故。在 X 光衍射技术和理论方面，克里克具有更深的功底，他们两个经常把自己关在一个房间里，彻夜长谈，谈论的话题也总

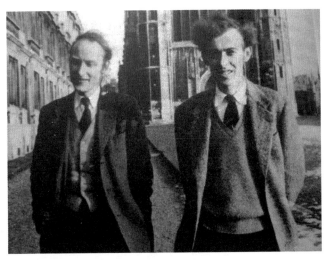

※ 志同道合的沃森与克里克

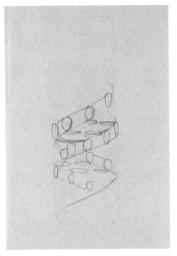

※ 克里克手绘的 DNA 结构草图

是围绕着 X 光衍射、DNA 晶体结构。沃森曾经参加了富兰克林的一个讲座。在讲座上，富兰克林不仅展示了她所做的 DNA 晶体的 X 光衍射的图片和数据，而且，她大胆地提出假设：DNA 的结构很可能是一个由核糖和磷酸组成的"扭曲的梯子"，"每一节上都有配对的碱基"。听完富兰克林的讲座后，深受启发的沃森回到卡文迪许实验室，他同克里克夜以继日地，挑战揭秘 DNA 结构这一谜题。他们根据

卡文迪许实验室

卡文迪许实验室是为纪念英国著名的物理学家、化学家卡文迪许而建造的，位于剑桥大学校内，从 1871 年至今，已培养出 26 名位诺贝尔物理学奖获得者，是当今世界最著名的科学研究中心之一。

卡文迪许 (Henry Cavendish, 1731.10.10.—1810.3.10.) 是英国化学家、物理学家。他毕生致力于科学研究，实验研究持续达 50 年之久。在化学、热学、电学方面进行过许多实验探索。1760 年卡文迪许被选为伦敦皇家学会成员，1803 年又被选为法国研究院的 18 名外籍会员之一。卡文迪许一生获得过不少外号，有"科学怪人""科学巨擘""最富有的学者，最博学的富豪"等。由于他对荣誉看得很轻，所以对于发表实验结果以及得到发现优先权很少关心，致使其许多成果一直未被公开发表。直到 19 世纪中叶，人们才从他的手稿中发现了一些极其珍贵的资料，证实他对科学发展做出了巨大贡献。

威尔金斯和富兰克林的 X 光衍射图片，以及科学界其他人的研究成果，先后否定掉了 DNA 单螺旋、三螺旋以及梯状扭曲等假设，最终确定 DNA 双螺旋结构。又根据 A 与 T，C 与 G 碱基配对的查尔加夫法则，尝试性地在 DNA 双螺旋结构中将 A 与 T，C 与 G 连接起来，终于，在 1953 年 2 月 28 日，克里克激动地冲进了剑桥大学的老鹰酒吧（Eagle Pub），激动地宣布："我们终于发现了生命的奥秘！"因为，在那天他们用金属线做出了首个 DNA 双螺旋模型。生命重要的奥秘终于揭开了它神秘的面纱。而这一天，则永远地被记在了人类探索自身奥秘的里程碑上。

1953 年 4 月 2 日，沃森和克里克给著名的科学杂志《自然》（*Nature*）寄去了一封信。信件的开头这样写着："我们要提出脱氧核糖核苷酸的结构。"这封信虽然用词谦虚，甚至可以说有些谦卑，全文也总共只有 900 多个字，然而，这却又是

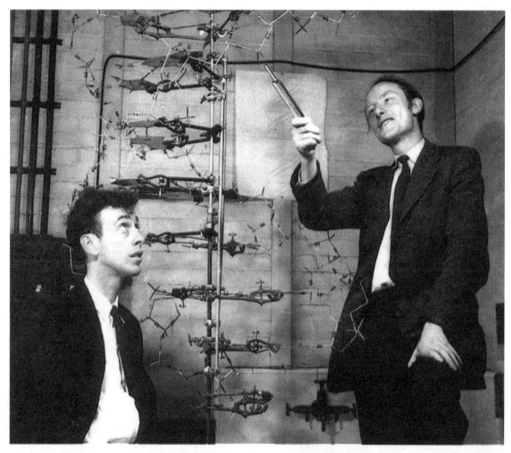

※ 沃森与克里克搭建的 DNA 双螺旋模型

科学历史上最短又最重要的科学报道之一，或许，说它是 20 世纪最重要的科学报道也并不为过。4月25日，《自然》杂志正式发表了这封来信。在这篇文章中，沃森和克里克用文字描述了 DNA 结构：DNA 分子是由两条脱氧核糖核苷酸长链以碱基配对相连而成的螺旋状双链（double helix）分子，这两条链都是右旋的；螺旋的平均直径为 2 nm，碱基在螺旋内，其平面与中心轴垂直，相邻碱基之间的距离为 0.34 nm。碱基之间是由氢键相连，配对的原则是，A 与 T 配对，G 与 C 配对。这就是著名的双螺旋模型，DNA 的两条核苷酸链盘旋成为生命的螺旋梯，生命的遗传密码就藏在这梯子的每一级横档上。

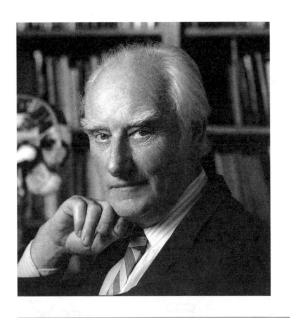

※　"DNA 之父"沃森

　　沃森与克里克所建立的这个 DNA 双螺旋模型奠定了现代分子生物学的基础，也正是因为这个理论，他们与威尔金斯一起荣获了 1962 年的诺贝尔生理与医学奖。而为这个理论做出杰出贡献的女科学家富兰克林，由于英年早逝，而无缘诺贝尔奖（诺贝尔奖规定，获奖者一定要是健在的科学家）。

　　DNA 双螺旋模型的建立，标志着人类在探索自身奥秘的历程中迈出了

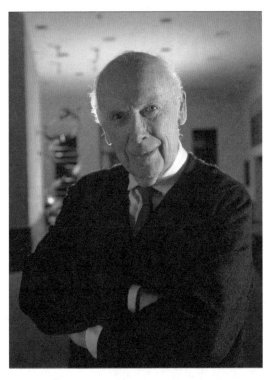

※　"DNA 之父"克里克

一大步，因此，也有人称这个诺贝尔奖为"诺贝尔奖中的诺贝尔奖"。在 60 多年后的今天，我们回首再看 DNA 双螺旋模型，都不由得赞叹它是 20 世纪最伟大的发现之一。然而"过去的发现常常被夸大——尤其是在 50 年庆典上——双螺旋也不例外"。在 1953 年，沃森和克里克在《自然》杂志上公布了自己的这一发现时，几乎没有激起科学界的任何反响。DNA 双螺旋模型就是这样寂静地登场了。

■神奇的 DNA 半保留复制

其实，科研工作是一项有趣而又富有挑战的工作，尤其是你的"对手"是大自然时。当你解开一个谜题后，会有更多的未知等待你去探求。同样，DNA 双螺旋模型建立后，

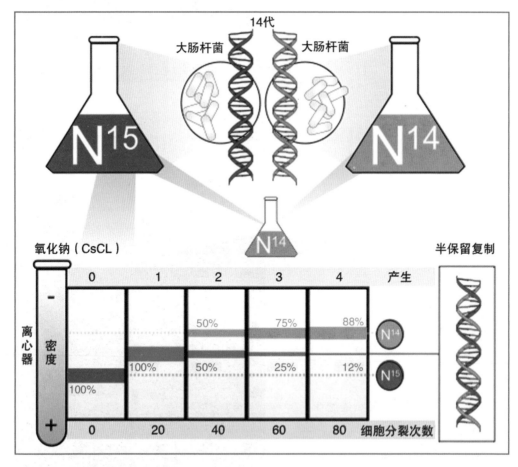

※ DNA 半保留复制示意图

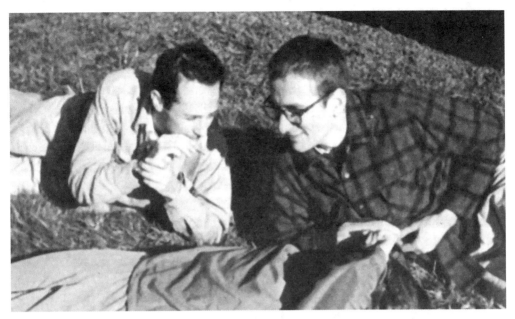

※　梅瑟生与史达

下一个摆在遗传学家面前的问题就是：它是如何将遗传信息传递下去的呢？

　　在沃森和克里克构建 DNA 双螺旋模型的时候，就对 DNA 的复制进行过大胆的推测："我们的 DNA 模型实际上是一对模板，每一模板与另一个互补。我们设想：在复制前氢键断开，两条链松开、分离，然后每条链作为形成自己新链的模板，最后我们从原先仅有的一对链得到了两对链，而且准确地复制了碱基序列。"这可真是天才般的推测！而他们的这一大胆推测则在 1958 年，由梅瑟生（Matthew Stanley Meselson, 1930— ）和史达（Franklin William Stahl, 1929— ）通过 DNA 合成的同位素示踪试验而被验

梅瑟生 - 史达实验

　　梅瑟生-史达实验（Meselson-Stahl experiment）是马修·梅瑟生（Matthew Meselson）与富兰克林·史达（Franklin Stahl）在 1958 年所做的实验，证明了 DNA 复制的半保留性质。

　　实验首先将大肠杆菌培养在 15N 的培养基之中数个世代，等这些细菌只含有 15N 之后，再放入只有 14N 的培养基中，且只被允许复制一次。之后萃取出这些细胞中的 DNA，并拿来与其他只含有 15N 以及只含有 14N 的 DNA 相互比较。结果发现，这些实验所得的 DNA 之重量位于两者之间。由于如果复制为全保留，那么将会只有 15N 及 14N 两种 DNA 的存在，因此实验结果显示 DNA 的复制为半保留复制。

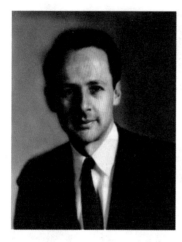

※ 美国遗传学家与分子生物学家马修·梅瑟生，曾经对DNA复制、重组与DNA修复等做过重要研究

证。在DNA复制时，双螺旋就好像被拉开的拉链一样，碱基之间的氢键断开，就形成了两条"模板链"（母链）。然后按照碱基互补配对的原则，形成新的核苷酸链（子链）。原来的一个双螺旋DNA分子就复制成为了两个双螺旋分子。这两个DNA双螺旋分子中各含一条母链和一条子链。DNA的这种复制方式就称之为"半保留复制"（Semicon servative replication）。

DNA就是以这样的方式将自身所含的信息传递下去的。相信大家都玩过"传话"游戏吧，用肢体语言将自己所得到的信息一个一个地传递下去。这个游戏最终的结果大多都是信息传递的"谬以千里"。那么，对于DNA而言，传递的是如此关键的生命奥秘，这样的半保留方式可靠么？

DNA的复制是一项十分艰巨的任务，每次细胞分裂时，它将要复制数以十亿计的碱基对。而对于这项任务的要求也是如此高，要精确而且快速地完成。就拿人类的细胞来举例吧，在细胞进行分裂时，必须要在8小时左右的时间里完成大约30亿个碱基对的精确复制，而出错率平均算来，不能多于1~2个碱基。在表2-1中就罗列了一些出错率。从表格里面，我们会惊讶地发现，DNA的复制过程是如此的精确。那么，DNA是依靠什么样的方式来保证复制的精确性呢？在DNA合成子链的过程，每添加一个碱基之前，都会检测之前添加的碱基配对是否正确，如果不正确，首先"纠正错误"，再添加新的碱基。俗话说："老虎也有打盹儿的时候"，是的，有的时候也有"漏网之鱼"逃过了复制过程中的"法眼"，这时候就有一种称之为DNA错配修复系统发挥功效，将这些

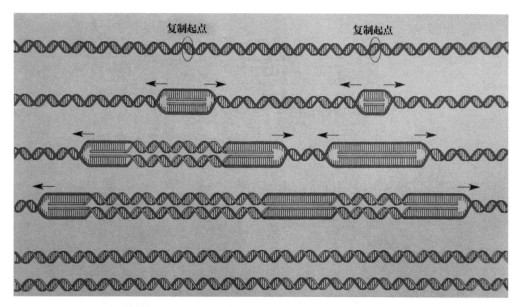

※ DNA 半保留复制示意图

"漏网之鱼""一网打尽"。有了这两个强大的"纠错卫士"的守护，DNA 的复制
过程便可以精确地完成，确保遗传信息正确无误地传递下去。

表 2-1　出错率	
美国邮政国内一级邮件的准时到达	每 100 件包裹中有 13 件推迟
航空公司行李运送	每 200 件行李中有 1 件丢失
职业打字员以每分钟 120 个单词打字	每 250 个字符中有一次出错
在美国驾车	每年每 104 个人中有一人死亡
DNA 复制（不包括错配修复）	每拷贝 107 个核苷酸时有一次出错
DNA 复制（包括错配修复）	每拷贝 109 个核苷酸时有一次出错

　　遗传学建立的那三个问题都有了圆满的答案，但是人类的求知欲却并未得到满
足，这一切的发现都为人类更多更深地了解自己奠定了坚实的基础。了解得越多，
疑惑也就越多：基因和蛋白质之间有着怎样的联系？

附录 1：薛定谔与
《生命是什么？》>>

FULU 1

XUEDINGE YU SHENGMING SHI SHENME

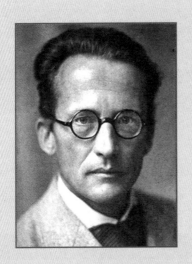

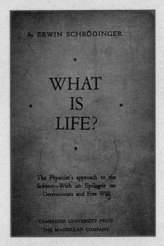

　　在前面的讲述中，细心的你也许发现，很多科学家，尤其是在 DNA 双螺旋模型发现过程中作出贡献的那些科学家们，大多都看过薛定谔的《生命是什么？》（*What is life?*）。对物理学感兴趣的人也许会对薛定谔这个名字觉得很熟悉。没错，这里的薛定谔就是那个物理学中"波动力学之父"，量子力学集大成者之一的薛定谔。

　　1887 年，薛定谔出生于奥地利维也纳一个油布厂主家庭中。他的才华很早就显现出来了。11 岁进入中学后，他的成绩总是名列前茅。而且，年少的他对数学、物理学和逻辑严谨的古代语法有着浓厚的兴趣，除此以外，他还十分擅长写作诗歌。1910 年，23 岁的薛定谔在维也纳大学物理系获得了博士学位。毕业后，薛定谔在维也纳大学第二物理研究所开始从事物理学方面的理论研究。对于薛定谔的功绩，无须赘述，创立波动力学，提出薛定谔方程等都使他成为 20 世纪初物理学界中的翘楚。

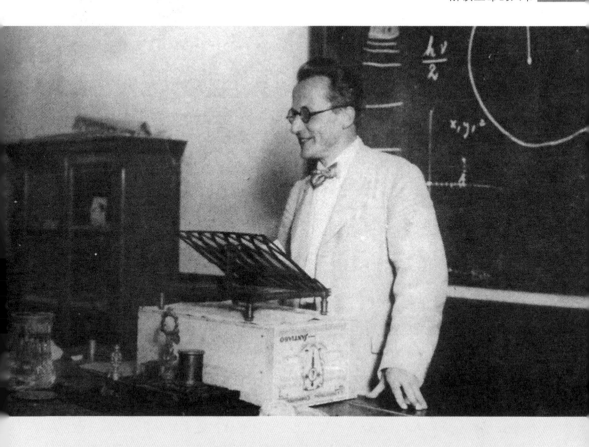

1933 年，他荣获了当年的诺贝尔物理学奖。然而，多少令人意外的是，1944 年，他出版了《生命是什么？》（*What is life?*），从物理学闯入到分子生物学界。

在这本书中，薛定谔提出了一系列大胆的猜想，他试图用物理学中的热力学、量子力学以及化学理论来解释生命的本性，例如：物理和化学原则可以解释生命现象；基因是一种非周期性的晶体或固体；突变是基因分子中的量子跃迁引起的，突变论是物理学的量子论，用量子论对基因的持久性和遗传模式长期稳定的可能性加以说明；染色体是遗传的密码本；生命以负熵为生，是从环境抽取"序"维持系统的组织；……正是薛定谔这本石破天惊的书，奏响了人们揭示生命遗传奥秘的序曲。日本生物学家近藤原平曾经评论说："给予生物学界以革命契机的是一本叫做《生命是什么？》的小册子。它所起的作用正像《汤姆叔叔的小屋》这本书成为奴隶解放的南北战争的契机一样。"

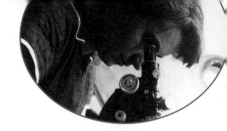

附录2：被遗忘的英国玫瑰：
罗莎琳德·富兰克林 >>

FULU 2

BEI YIWANG DE YINGGUO MEIGUI: LUOSHALINDE FULANKELIN

在 DNA 双螺旋模型的构建中，没有人会忘记沃森和克里克。然而，却鲜有人知罗莎琳德·富兰克林在 DNA 双螺旋模型构建中所做出的贡献。沃森和克里克构建 DNA 双螺旋模型很大程度上是依赖一张 DNA 晶体的 X 射线衍射图片，然而，这幅图片则诞生于富兰克林的手上。

对于富兰克林的贡献，在科学史上一直众说纷纭。在 1968 年沃森出版的《DNA 双螺旋》（*The Double Helix*）一书中，富兰克林被称为"罗西"（Rosy），是一个"女学究"（bluetocking）样的女性，"从来不注意她的女性特质、从来不涂口红，也不注意穿着"。为此，沃森还以一种怜悯的口气猜测她可能来自一个不幸的家庭，这导致了罗西的不快乐。无疑这样的角色是不讨喜的，通常都会令人退避三舍。在沃森的书中，罗西完全不赞成螺旋形（antihelical）结构的模型。所以，由于沃森书中的描绘，大家一直都未能认可富兰克林对于双螺旋模型建立的贡献。直到 20 世纪 90 年代，富兰克林的贡献才逐渐被承认。克里克在一次纪念 DNA 双螺旋模型发现 40 周年的文章中说道："富兰克林的贡献没有受到足够的肯定。"在 2003 年，沃森的一个演讲中也说道："罗莎琳德的贡献是我们能够有这项重大发现的关键。"

让我们来回顾一下罗莎琳德·富兰克林短暂却辉煌的一生。

富兰克林 1921 年生于伦敦，15 岁就立志要当科学家，但父亲并不支持她这样做。她早年毕业于剑桥大学，专业是物理化学。1945 年，当获得博士学位之后，她前往法国学习 X 射线衍射技术。她深受法国同事的喜爱，有人评价她"从来没有见到法语讲得这么好的外国人"。1951 年，她回到英国，在剑桥大学国王学院取得了一个职位。

在那时候，人们已经知道了脱氧核糖核酸(DNA)可能是遗传物质，但是对于

DNA 的结构，以及它如何在生命活动中发挥作用的机制还不甚了解。

就在这时，富兰克林加入了研究 DNA 结构的行列——然而当时的环境相当不友善。她开始负责实验室的 DNA 项目时，有好几个月没有人干活。同事威尔金斯不喜欢她进入自己的研究领域，但他在研究上却又离不开她。他把她看做搞技术的副手，她却认为自己与他地位同等，两人的私交恶劣到几乎不讲话。在那时的剑桥，对女科学家的歧视处处存在，女性甚至不被准许在高级休息室里用午餐。她们无形中被排除在科学家间的联系网络之外，而这种联系对了解新的研究动态、交换新理念、触发灵感有着极大的影响。

富兰克林在法国学习的 X 射线衍射技术在研究中派上了用场。X 射线是波长非常短的电磁波。医生通常用它来透视人体，而物理学家用它来分析晶体的结构。当 X 射线穿过晶体之后，会形成衍射图样——一种特定的明暗交替的图形。不同的晶体产生不同的衍射图样，仔细分析这种图形人们就能知道组成晶体的原子是如何排列的。富兰克林精于此道，她成功地拍摄了 DNA 晶体的 X 射线衍射照片。

此时，沃森和克里克也在剑桥大学进行 DNA 结构的研究，威尔金斯在富兰克林不知情的情况下给他们看了那张照片。根据照片，他们很快就领悟到了 DNA 的结构——现在已经成为了一个众所周知的事实——两条以磷酸为骨架的链相互缠绕形成了双螺旋结构，氢键把它们联结在一起。他们在 1953 年 4 月 25 日出版的英国《自然》杂志上报告了这一发现。这是生物学的一座里程碑，是分子生物学时代的开端。

富兰克林的贡献是毋庸置疑的：她分辨出了 DNA 的两种构型，并成功地拍摄了它的 X 射线衍射照片。沃森和克里克未经她的许可使用了这张照片，但她并不在意，反而为他们的发现感到高兴，还在《自然》杂志上发表了一篇证实 DNA 双螺旋结构的文章。

这个故事的结局有些伤感。当 1962 年沃森、克里克和威尔金斯获得诺贝尔生理学和医学奖的时候，富兰克林已经在 4 年前因为卵巢癌而去世。按照惯例，诺贝尔奖不授予已经去世的人。此外，同一奖项至多只能由 3 个人分享，假如富兰克林活着，她会得奖吗？性别差异是否会成为公平竞争的障碍？后人为了这个永远不能有答案的问题进行过许多猜测与争论。

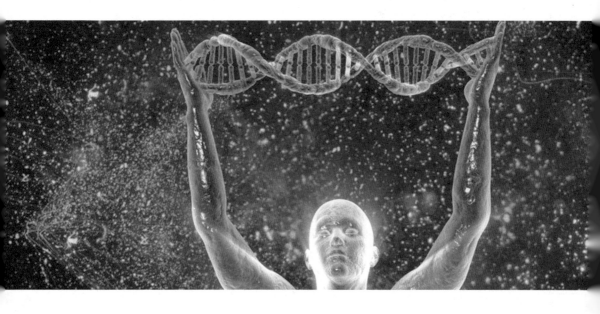

PART 3

第 3 章

通天塔
——从 DNA 到蛋白质

《圣经·创世纪》记载，大洪水后，讲同样语言的人类要建造一个通天塔，一个通达天堂的高塔。为了阻止人类的计划，上帝让人类说起不同的语言，结果，通天塔的计划失败了，人类各奔东西。

通天塔计划的失败在于没有一个翻译官来帮助沟通。接下来，让我们走入细胞内部，看看人体这样的"通天塔"是如何有序地建成的。

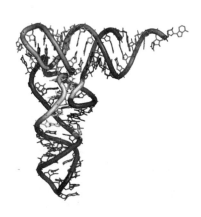

生命存在的基础
——蛋白质 >>

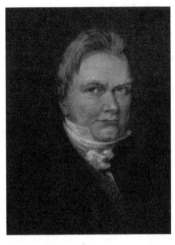

※ 瑞典大化学家柏济力乌斯

正如父母没有办法直接把他们的鼻子眼睛遗传给我们一样，DNA 对生命活动的作用也是通过一个媒介——蛋白质来起作用的。在我们开始深入去探讨 DNA 给生命带来的意义之前，还是有必要去先了解一下我们提及了很久的一个物质——蛋白质。

在一个半世纪之前，人们连最简单的分子结构都搞不清楚，化学家们也只是根据物体受热后的性质，将它们简单地归为两类。一类在受热再冷却后，物体可以保持原有的基本性质，比如，金属、水、盐。还有一类就是在受热后物体的性质发生了变化。这一

柏济力乌斯

永斯·雅各布·柏济力乌斯（Jöns Jakob Berzelius，又译贝采里乌斯），瑞典化学家。在有机化学领域功勋卓著，他最早引用了"有机化学"概念，是有机化学研究领域的先驱。他首先倡导以元素符号来代表各种化学元素。他提出，用化学元素的拉丁文名表示元素。如果第一个字母相同，就用前两个字母加以区别。他连续进行了 20 年的原子量研究工作。确认水分子是由两个氢原子和一个氧原子构成的，测得氧的原子量是 16。随后他又以氧作标准来测定其他元素的原子量，从而使原子量的测定工作大大地简化了。他对当时已知 40 多种元素的 2 000 多种单质或化合物进行了分析，克服重重困难，终于取得了惊人的成果。1830 时，柏济力乌斯列出一张原子量表上的原子量与现在所用的已经完全相同了。柏济力乌斯还是当时最著名的分析化学家之一。他在测定原子量时，把许多新的分析方法、新试剂和新仪器设备引进分析化学中来，使定量分析的精确度空前提高。此外，柏济力乌斯还是一位伟大的化学教育家。他曾编著化学教科书共三卷，于 1816 年出版后不久，即被译成法文和德文。在柏济力阿斯生前，该书在瑞典曾印行过五版。它是一部最完整、最系统和最通俗的化学教科书。

类物质大多都是直接或者间接来自于生物体，因此，瑞典的大化学家柏济力乌斯（Jöns Jacob Berzelius，1779—1848）将它们称之为"有机物"。1777年，法国化学家马凯（Pierre Joseph Macquer，1718—1784）把类似于蛋清类受热会由液态凝固成固态的物质称为"蛋白性物质"。

19世纪时，化学家们，尤其是有机化学家们在分析这类"蛋白性物质"时，却遇到了不小的困难。他们发现，这类物质较之其他有机物而言，要复杂得多。一般的有机物可以归纳出一个通用的确定的化学式，然而，面对"蛋白性物质"，想要总结出一个通用的化学式，这却令当时的化学家们束手无策。

19世纪30年代，荷兰生理学家穆尔德（Gerhardus Johannes Mulder，1802—1880）利用当时最先进的元素分析法对血清、蛋清、蚕丝等进行分析，试图找出蛋白性物质的通用化学式。他发现他所研究的物质的元素组成非常相近，都可以用一个化学式来表示（虽然这个化学式从蛋白化学来说是错误的），他认定这个化学式就是蛋白性物质所共有的。由于能用这个分子式来表示的物质在生物体内是无处

复杂的蛋白性物质

蛋白质的种类繁多，结构复杂，迄今为止没有一个理想的分类方法。着眼的侧重面不同，分类也就各异，例如：从蛋白质形状上，可将它们分为球状蛋白质及纤维状蛋白质；从组成上，可分为单纯蛋白质（分子中只含氨基酸残基）及结合蛋白质（分子中除氨基酸外还有非氨基酸物质，后者称辅基）；单纯蛋白质又可根据理化性质及来源分为清蛋白（又名白蛋白，albumin）、球蛋白（globulin）、谷蛋白（glutelin）、醇溶谷蛋白（prolamine）、精蛋白（protamine）、组蛋白（histone）、硬蛋白（scleroprotein）等。结合蛋白又可按其辅基的不同分为核蛋白（nucleoprotein）、磷蛋白（phosphoprotein）、金属蛋白（metalloprotein）、色蛋白（chromoprotein）等。

此外，还可以按蛋白质的功能将其分为活性蛋白质（如酶、激素蛋白质、运输和贮存蛋白质、运动蛋白质、受体蛋白质、膜蛋白质等）和非活性蛋白质（如胶原、角蛋白等）两大类。

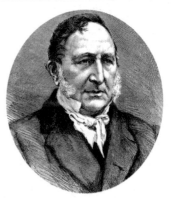

※　为蛋白质命名的荷兰生理学家穆尔德

蛋白质是什么颜色的?

从蛋白质这个名字看，好像蛋白质来源离不开蛋。其实动物、植物以及其他生物体都含有蛋白质。虽然最常见的蛋白质——蛋清是白色的。但并非所有蛋白质都是白色的。血液上的血红蛋白是红色的，绿色植物的叶绿蛋白是绿色的。

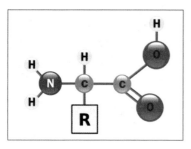

※ 氨基酸的一般化学式

不在的，因此穆尔德认为它们是在生物体中很重要的一类物质，因此，在1838年将这类物质命名为"protein"。这个词来源于希腊语，原意是"最重要的，第一位的"。这也就是今天的蛋白质。

只要有生命，就存在有蛋白质。生命的产生、存在和消亡都离不开蛋白质，正如恩格斯所说的那样："蛋白质是生命的物质基础，生命是蛋白质存在的一种形式。"蛋白质是生命体中含量最丰富、功能最重要的大分子，从高等生物到低等的微生物甚至于到病毒，都是以蛋白质为主要成分。蛋白质是细胞中含量最为丰富、功能最多的高分子物质，在生命活动过程中起着各种生命功能执行者的作用，几乎没有一种生命活动能离开蛋白质。从这点来讲，穆尔德的命名是非常准确的。

蛋白质是否和DNA一样，有着最小的结构单位呢？随后，化学家们开始用浓酸、浓碱"消化"蛋白质（这样的过程称之为蛋白质的水解）。经

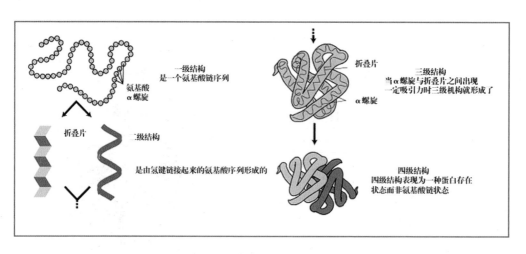

※ 蛋白质四级结构图

过如此"折腾"的蛋白质，分离得到了一些小分子的物质。这些小分子物质有着一个共同的性质：都含有一个氨基和一个羧基（氨基：有机化学中最基础的碱基，含有一个氮原子和两个氢原子，化学式为 NH_2；羧基：

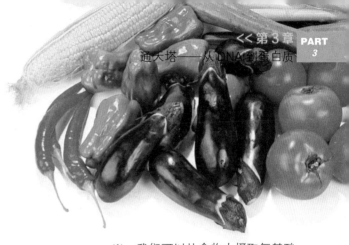

※ 我们可以从食物中摄取氨基酸

有机化学中最基本的酸基，含有一个碳原子，两个氧原子和一个氢原子，化学式为 COOH）。于是，化学家根据这类小分子物质的性质，为它们起了一个形象的名字：氨基酸（amino acid）。

氨基酸就是构成蛋白质的最小单位。自然界里的天然氨基酸现在发现的已有300多种，其中人体所需的氨基酸约有22种。这22种氨基酸又分为必需氨基酸和非必需氨基酸。必需氨基酸是指人体内（或其他脊椎动物）无法自己合成或者合成的速度过慢、无法保证机体的供求时，就需要从外界摄取的氨基酸。

人体必需的氨基酸

必需氨基酸	功　能
赖氨酸	促进大脑发育，是肝及胆的组成成分，能促进脂肪代谢，调节松果腺、乳腺、黄体和卵巢，防止细胞退化
色氨酸	促进胃液及胰液的产生
苯丙氨酸	参与消除肾及膀胱功能的损耗
蛋氨酸	参与组成血红蛋白、组织与血清，有促进脾脏、胰脏及淋巴的功能
苏氨酸	有转变某些氨基酸达到平衡的功能
异亮氨酸	参与胸腺、脾脏及脑下腺的调节以及代谢
亮氨酸	平衡异亮氨酸
缬氨酸	作用于黄体、乳腺及卵巢

人体通天塔的
翻译官——RNA>>

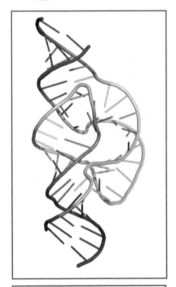

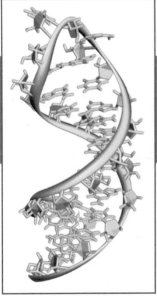

※ 左上和左图 RNA 可以折叠成各种形状

当沃森和克里克揭示出 DNA 的双螺旋模型后，对于生命奥秘的探索并没有结束。因为人们发现，在细胞内，不仅仅存在 DNA 这一种核酸，还同时存在另一种核酸，核糖核苷酸（Ribonucleic Acid, RNA）。从这两个名字中，想必你已经猜到了这两种核酸之间的第一个区别吧。对，组成 RNA 的戊糖是核糖，而非脱氧核糖。DNA 是双链的，两条链相互缠绕形成螺旋状；而 RNA 大多数为单链结构，而且，可以折叠成各种形状，这是第二点区别。构成 RNA 的四种碱基分别是 A，U，G，C，其中尿嘧啶（U）替代了胸腺嘧啶（T）。RNA 普遍存在于动物、植物、微生物以及某些病毒和噬菌体内。RNA 最主要的作用就是与生物体内蛋白质

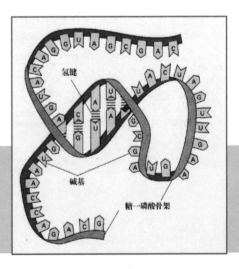

※ 右图 RNA 单链结构

氢键

碱基

糖—磷酸骨架

戊糖

戊糖，一个分子中含有 5 个碳原子的糖，又称木糖。

戊糖中最重要的有核糖（醛糖）、脱氧核糖（醛糖）和核酮糖（酮糖）。核糖和脱氧核糖是核酸的重要成分，核酮糖是重要的中间代谢物。

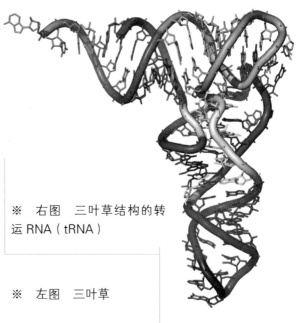

※ 右图 三叶草结构的转运 RNA（tRNA）

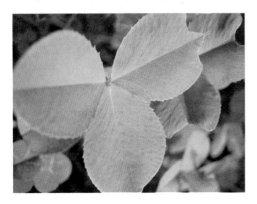

※ 左图 三叶草

的合成密切相关，它就是那个连接 DNA 和蛋白质之间的"翻译官"。与 DNA 不同，不同的 RNA 在细胞内担任着不同的"角色"。下面就为你介绍细胞内主要的三种 RNA。

信使 RNA（messager RNA，mRNA）如同它的名字一般，mRNA 在细胞内就担任着"邮差"的重任。它负责携带上细胞核内 DNA 上的遗传信息，然后在细胞质中将这些遗传信息"解码""翻译"成为蛋白质。

转运体 RNA（tranfer RNA，tRNA）的主要作用就是识别密码携带相应的氨基酸。tRNA 是由 80 个左右的核苷酸组成，它会在局部形成双链，形成一个"三叶草"的结构。tRNA 就像一个密码本一样，这个密码本可以将四种核苷酸与不同的氨基酸联系起来。

核糖体 RNA（ribosome RNA，rRNA）蛋白在细胞里，蛋白质合成的主要场所是核糖体，而核糖体则是由特定的蛋白质和 rRNA 构成。rRNA 是细胞中含量最多的一种 RNA，大约占 RNA 总量的 82%。但是，它单独存在时，不起任何的功能，只有与特定的蛋白质结合后，才会成为蛋白质合成的"装配机"。

从 DNA 到蛋白质 >>

■ 转录：从 DNA 到 RNA

在细胞这个有序的组织里，携带着遗传信息的DNA 就好比我们的大脑一样，接受外界信息然后做出指令，RNA 则像我们反应机敏的神经网络一般，将大脑的指令传递下去，而在细胞中，做出相应反应的"元件"就是蛋白质。

把遗传信息从 DNA 传递到 RNA 的这一过程，被称为"转录"（transcription）。转录过程发生在细胞核内。这一过程同 DNA 的复制过程类似。转录

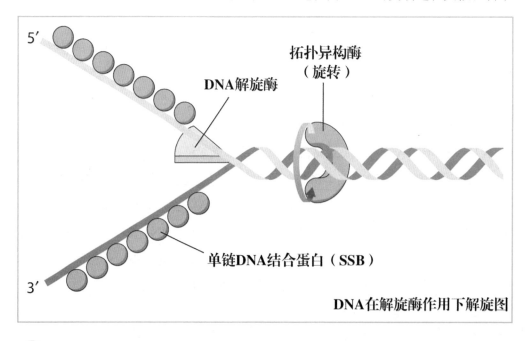

DNA在解旋酶作用下解旋图

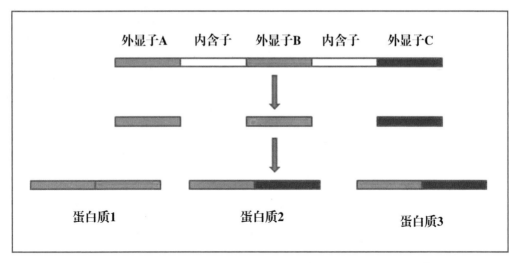

外显子A　内含子　外显子B　内含子　外显子C

蛋白质1　　　　　蛋白质2　　　　　蛋白质3

※　内含子与外显子组合方式以及 mRNA 的剪接作用带来蛋白质的多样性

开始时，DNA 分子在解旋酶（helicase）的作用下，双螺旋局部解旋，形成两条单链，这两条单链只有一条作为转录的模板。然后在 RNA 聚合酶（RNA polymerase）的作用下，游离的碱基按照碱基互补配对的原则连接成一条链，然后 RNA 单链从模板上解离下来。

DNA 转录形成 RNA 就犹如赛跑一般，有起点，有终点。这也就是说，并不是任意一段 DNA 都能够转录形成。在 DNA 上，转录的起点是一段特殊的核苷酸序列，它们被称为"启动子"（promoter），终点也是一段特殊的序列，它们被称为"终止子"（terminator）。这样一来，转录就不会"偏离跑道"。

20 世纪 70 年代，细胞生物学家们在对真核细胞的转录进行研究时，发现了一个非常有趣的现象。与细菌的 mRNA 不同，真核细胞内的 mRNA 在细胞核内会逐步变短。这个奇怪的现象深深地困惑着当时的细胞生物学家们。1977 年，这个谜团终于

真核细胞与原核细胞

真核细胞（eukaryotic cell）是指含有真核（有核膜包围的核）的细胞。除了细菌和蓝藻植物的细胞以外，所有的动物细胞以及植物细胞都属于真核细胞。

原核细胞（prokaryotic cell）是组成原核生物的细胞。细胞内没有明显可见的细胞核，没有核膜和核仁，只有拟核。

解开了。原来，在真核细胞中，编码蛋白质的基因序列被一些非编码蛋白质的序列隔开了。在转录的过程中，mRNA 会忠实的"抄录"DNA 上所涵盖的信息——不管这些信息是"有用"还是"没用"。然而，这个时候的 mRNA 并不是最终指导合成蛋白质的成熟的 mRNA，它还需要进行一些加工。它需要去除掉那些不编码蛋白质的那些所谓"没用"的核苷酸序列，再把"有用"的核苷酸序列拼接在一起。这些"没用"的序列被称为"内含子"（intron），相应的，具有编码蛋白质的核苷酸序列就被称为"外显子"（exon）。

这样看来，真核细胞基因的这种内含子和外显子的组合方式似乎有些浪费。其实，这样的方式在进化的过程中，却有着积极的意义。科学家们推测，在进化初期，这种内含子和外显子的组合方式加速了新的和有用的蛋白质的产生。通过拼接，一个 mRNA 的初级产物，可以产生不同的成熟的 mRNA，形成不同的蛋白质。这样就可以使得一个基因能够产生多种蛋白质。

■翻译：从 RNA 到蛋白质

20 世纪 50 年代后期，细胞生物学家们已经达成了这样一个共识：DNA 将自己所携带的信息转录给 RNA，再由 RNA 这个翻译官执行合成蛋白质的命令。那么，RNA 是如何"指导"蛋白质的合成呢？RNA 是由 4 种碱基组成，而蛋白质是由 20 多种氨基酸组成，这其中一定存在有某种特别的编码方式，使得 4 种碱基能够决定 20 种氨基酸的排列组合。

仅仅采用点和划两种符号就可以产生几十种代号的

莫尔斯电码

莫尔斯电码是美国人莫尔斯于 1844 年发明的。作为一种信息编码标准，莫尔斯电码拥有其他编码方案无法超越的长久的生命。莫尔斯电码在海事通讯中被作为国际标准一直使用到 1999 年。1997 年，当法国海军停止使用莫尔斯电码时，发送的最后一条消息是："所有人注意，这是我们在永远沉寂之前最后的一声呐喊！"

国际莫尔斯电码

字符	电码符号		字符	电码符号
A	·−		U	··−
B	−···		V	···−
C	−·−·		W	·−−
D	−··		X	−··−
E	·		Y	−·−−
F	··−·		Z	−−··
G	−−·			
H	····			
I	··		字符	电码符号
J	·−−−		1	·−−−−
K	−·−		2	··−−−
L	·−··		3	···−−
M	−−		4	····−
N	−·		5	·····
O	−−−		6	−····
P	·−−·		7	−−···
Q	−−·−		8	−−−··
R	·−·		9	−−−−·
S	···		0	−−−−−
T	−			

※ 莫尔斯电码表

莫尔斯电码（Morse code）启发了量子物理学家薛定谔，他认为基因分子的编码方式必定与莫尔斯电码有着相似之处。可惜的是，薛定谔在破译生命遗传密码的道路上未能深入下去，这个令人头痛的问题扔给了业余生物爱好者——美国天文学家伽莫夫（George Gamov，1904—1968）。

1954 年，伽莫夫根据在 DNA 中存在四种核苷酸，而在蛋白质中存在二十种氨基酸的对应关系，做出一个数学推理：如果一个核苷酸代表一种氨基酸的话，那么只能决定 4 种氨基酸 $4^1=4$；如果两个核苷酸编码一种氨基酸的话，则能决定 16 种氨基酸，$4^2=16$；如果三个核苷酸决定一个氨基酸编码的话，则可以决定 64

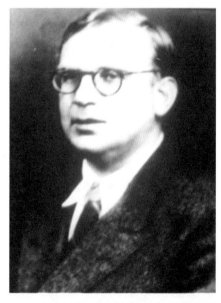

※ 曾对 RNA 到蛋白质的形成模式进行过大胆而准确猜想的美国天文学家伽莫夫

遗传密码的提出与两位物理学家

遗传密码的最早提出者不是生物学家而是奥地利物理学家薛定谔（E. Schrödinger, 1887—1961），他在《生命是什么？》一书中以莫尔斯电码来比喻生物细胞中控制有机体未来发育计划的"微型密码"。第一个提出遗传密码具体设想的也是一位物理学家，他就是苏联 - 美国物理学家伽莫夫（G. Gamow, 1904—1968）。他认为在沃森 - 克里克 DNA 双螺旋分子中，每 4 个碱基之间形成一个"空穴"，氨基酸就在这些空穴中结合成多肽，并且每 3 个碱基决定一个特定的氨基酸，成为这个氨基酸的密码。伽莫夫的设想虽然十分粗略，也缺乏实验依据，尤其是他没有提到 mRNA 的作用，认为是 DNA 直接决定蛋白质的合成，他指出了 3 个碱基决定一种氨基酸的思想是特别正确的，因为 $4^3=64$，足以为 20 种氨基酸编码。

种氨基酸，$4^3=64$；如果四个核苷酸决定一个氨基酸的编码的话，则可以产生 256 种氨基酸，$4^4=256$。在细胞内共存在二十种氨基酸，因此前面两种模式（一个核苷酸决定一种氨基酸，两个核苷酸决定一种氨基酸）是首先被排除掉的。虽然，第四种模式可以确保产生 20 种氨基酸，但是它却不符合生物在数亿进化过程中的经济原则。因此，伽莫夫认为只有 4^3 的模式最理想。伽莫夫的这种猜想在美国招来非议，这并不是说他的猜想是荒谬的，而是因为作为一个天文学家，在生物领域里"指手画脚"，似乎有些"多管闲事"的感觉。

1957 年，克里克首先通过实验验证伽莫夫提出的 43 模型。他在处理 T4 噬菌体上的两个基因时发现，当有一个或两个核苷酸缺失时，会生成没有功能的蛋白质，但是如果缺失连续的三个核苷酸，则表达正常。同时在对病毒的研究时发现，一个由 400 个氨基酸组成的蛋白质，其相应的 RNA 片断长为 1 200 个核苷酸。克里克根据实验结果，在综合吸收了"多管闲事"的天文学家的理论后，提出了三联体密码的假说：在 DNA 分子中，三个核苷酸组成一种氨基酸的密码，除了每个氨基酸有自己的"三体密码子"外，多余的密码子是蛋白质合成或终止合成的符号。

至此，基因的面目终于大白于天下。它是一个"密码系统"，而不是像原先人们想象的那样是一个神秘的物质。自然界的生物，从最简单的病毒到高等生物的人类，无一不遵从着三体密码。大自然再一次昭示它并没有对人类有着独有的偏爱，纷繁复杂的生物体都最终统一于三体密码子。

不久，又一件震惊生物界的大事发生了，尼伦伯格（Marshall Warren

Nirenberg，1927—2010）等人破译核苷酸组合成的生命的密码。这件事无疑是 20 世纪 60 年代分子生物学最为辉煌的成就。1961 年，尼伦伯格首次在体外利用多聚尿苷酸（poly U）合成一条全是由苯丙氨酸组成的多肽链。随后他又确定了赖氨酸和脯氨酸的遗传密码。

　　随着尼伦伯格实验的成功，越来越多的科学家投身到这场解开生命密码的竞争之中来。在这场竞赛中，科学家们一边吸取前人的经验，一边革新自己的试验设计。其中，美籍印度裔科学家科拉纳

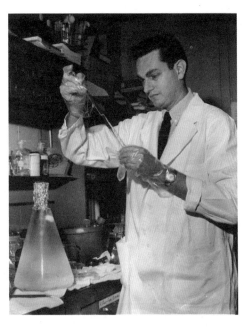

※　著名生物学家尼伦伯格

第二个字母

第一个字母	U	C	A	G	第三个字母
U	UUU UUC 苯丙氨酸 UUA UUG 亮氨酸	UCU UCC UCA UCG 丝氨酸	UAU UAC 酪氨酸 UAA 终止 UAG 终止	UGU UGC 半胱氨酸 UGA 终止 UGG 色氨酸	U C A G
C	CUU CUC CUA CUG 亮氨酸	CCU CCC CCA CCG 脯氨酸	CAU CAC 组氨酸 CAA CAG 谷氨酰胺	CGU CGC CGA CGG 精氨酸	U C A G
A	AUU AUC 异亮氨酸 AUA AUG 甲硫氨酸	ACU ACC ACA ACG 苏氨酸	AAU AAC 天门冬酰胺 AAA AAG 赖氨酸	AGU AGC 丝氨酸 AGA AGG 精氨酸	U C A G
G	GUU GUC GUA GUG 缬氨酸	GCU GCC GCA GCG 丙氨酸	GAU GAC 天门冬氨酸 GAA GAG 谷氨酸	GGU GGC GGA GGG 甘氨酸	U C A G

※　密码子表

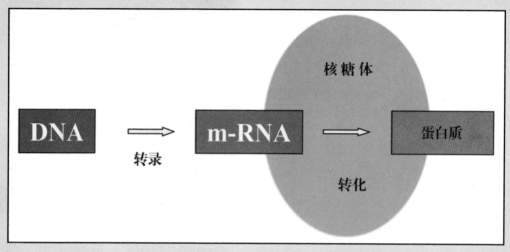

※　中心法则简图

（Har Gobind Khorana，1922—2011）在破译遗传密码这项伟大的事业上贡献卓著。他利用事先设计好的、有着特定的核苷酸序列排列顺序的 mRNA，指导合成多肽，用以检测各个遗传密码的含义。他的最大贡献就是证实了构成基因编码的一般原则以及单个密码的意义。1966 年，尼伦伯格和科拉纳分别宣布成功破译 64 个遗传密码。他们的工作确定，在 mRNA 中遗传信息是三个核苷酸形成的遗传密码决定肽链上一个特定的氨基酸，因此决定肽链上一个特定的氨基酸的碱基又称为一个密码子。在一个分子中，每个三联体密码子是分开读取的，相互不重叠，密码子之间没有间隔。

至此，我们已经一步一步地了解遗传信息是如何从 DNA 传到蛋白质的。在细胞中，DNA 携带着遗传信息，它可以通过自身的复制将自己的遗传信息传递到下一代，也可以通过转录传递给 RNA，再由 RNA 指导蛋白质的合成。下图明晰地将 DNA、RNA 和蛋白质这三者的关系描述出来，这个就叫"中心法则"。在这三者中，DNA 是最关键的物质，它包含着生命所有的秘密。

遗传密码的发现是 20 世纪 60 年代分子生物学领域一项伟大的成就，它最终向人们昭示了薛定谔、伽莫夫等物理学家信息论观点的正确性。而尼伦伯格等人对遗传奥秘的揭示，则把生物体内核酸和蛋白质这两种巨大的分子聚合体的语言连通了，这表明地球上全部生命的形成都是共用这种遗传语言的。这一发现是分子生物学和分子遗传学发展中的一个重大里程碑，是 20 世纪自然科学领域的一项伟大成就，也是后来蓬勃发展的基因工程和人类基因组计划得以实现的基础。

也许读到这里，还有一个疑问存在你的脑海中：为什么氨基酸不能直接运送到细胞核内，直接由 DNA 指导合成蛋白质，而一定要通过 RNA 这个媒介呢？科学家们对这一问题的解释听起来近似于神话：DNA 是一个生物体的奥秘所在，也是其传宗接代的根本，因此，如此机密重要的文档一定要妥善保管，存在保险柜里，只可抄录，不可外借。此外，DNA 分子太长太大了，狭小的细胞核车间想必再也无法腾出足够的地方以供蛋白质合成。因此，必须要依靠忠实的翻译官——RNA——来完成生物体内各种蛋白质的合成工作。

※

中心法则详解

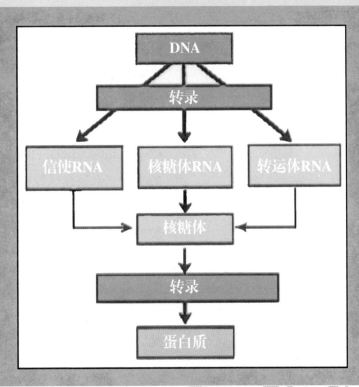

生命的起源 >>

SHENGMING DE QIYUAN

至此，大自然隐藏在我们体内的生命之书已经被破解。我们知道生命是如何一代一代地传承，也知道了生命体这座"有机分子大厦"的构建过程。下面横亘在科学家面前的则是这样一个问题：生命是怎么来的？ DNA→RNA→蛋白质，生命体这样复杂的遗传信息表达体系是如何来的？进化就是一个由简单到复杂的过程，那么最初的生命形式又是怎么样的？又是如何一步一步演化到现在这样复杂的情况呢？ DNA、RNA、蛋白质，谁是最先出现的？谁又是最初生命形式的遗传载体？还是DNA么？这样一连串的问题摆在科学家面前，于是再一次的解谜游戏开始了。

1953年，注定不是平凡的一年，4月，当人们还在为DNA双螺旋模型大为惊叹时，一个月后，另一个永载史册的生命科学的发现再一次震撼了人们。当时，美国芝加哥大学23岁的年轻研究生米勒（Stanley Lloyd Miller，1930—2007）和他的导师尤里（Harold Clayton Urey，1893—1981）进行一项震惊生物学界的实验。米勒在试管中用水、甲烷、氨气和氢气来模拟原始大气的情况，然后将混合物灌到一个特殊的玻璃装置中，然后再加热瓶里的混合物，使它们不断沸腾，产生气体。这些气体再经过一个装有电极的小室，室内连续产生电火花，模拟自然界的闪电和火山爆发，这些气体经过冷却后又变成液体回到原处。经过了一个星期的不间断放电试验，奇迹出现了！在玻璃瓶内得到了一种淡红色的物质，经过分析

发现这居然是组成生命的重要物质基础——9 种氨基酸、糖和脂肪！后来，又有科学家改进了米勒的实验，产生了细胞中具有的几种主要的有机小分子，包括氨基酸、糖以及形成核苷酸所必需的嘌呤和嘧啶。后来人们就把米勒的这个实验称为"米勒模拟实验"（Miller's simulated experiment）。

让我们回到这个蔚蓝色星球的幼儿期（据科学家们测算地球现在已经有46亿岁了，正处于中年期），去看看生命可能产生的过程吧。

在 40 多亿年前，简单的含碳有机分子可能已经在地球上产生了。由于熔融的地球的热量，使水化为蒸汽，变成包围地球的、辐射线不易穿透的云层。

※ 下图 米勒和他的原始大气模拟装置

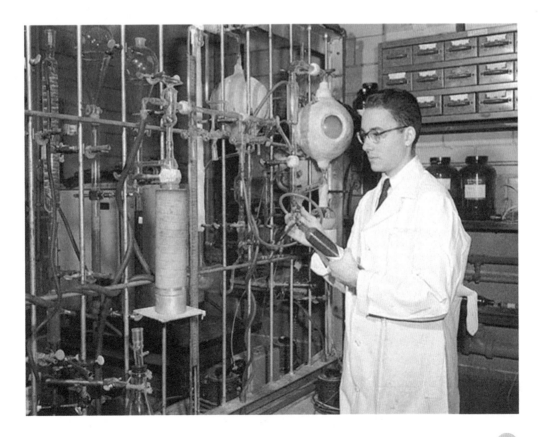

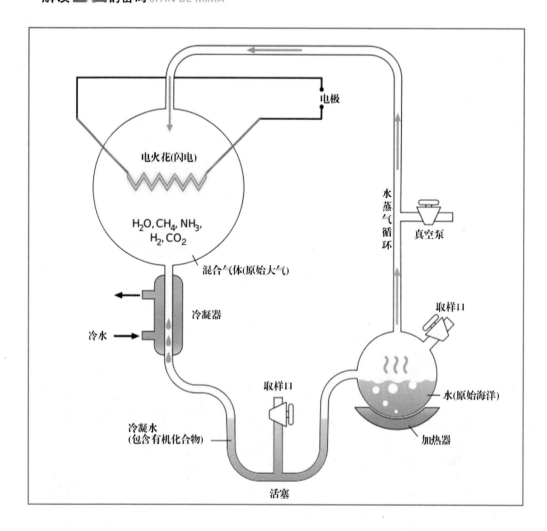

电极

电火花(闪电)

$H_2O, CH_4, NH_3,$
H_2, CO_2

混合气体(原始大气)

冷凝器

冷水

取样口

冷凝水
(包含有机化合物)

活塞

水蒸气循环

真空泵

取样口

水(原始海洋)

加热器

※ 米勒模拟实验示意图

缩合反应

缩合反应,是指两个反应物结合同时脱去小分子物质的反应,其中的小分子物质通常是水、氯化氢、甲醇或乙酸。

缩合反应可以是分子间的,也可以是分子内的。

在云层之下,地球的温度开始急速地下降,虽然地球中心仍是熔融状态,但地壳表面逐渐冷却凝固、挤压、褶皱和断裂,从而形成深谷和高峰。随着地球的继续冷却,云中的蒸汽变成水就开始降雨。大雨连续下了几千年。雨水填满了所有裂缝和鸿沟,淹没了洼地,而且也漫到山区,几乎覆盖了全部南半球。于是诞生了生命的起源地——海洋。

大约 30 亿年前,大雨停止后,地球进入了另一个发展阶段。地球的原始大气中含有氨(NH_3)、甲烷（CH_4）、氰化氢（HCN）、硫化氢（H_2S）、二氧化碳（CO_2）、氢气（H_2）、水（H_2O）等成分，但没有游离的氧气，大气中的一些气体和地壳表面的一些可溶性物质溶于水中，在宇宙射线、太阳紫外线、闪电、高温等的作用下而自然合成了一系列的小分子有机化合物，例如氨基酸、核苷酸、单糖、脂肪酸等，汇集在原始海洋中，从而为生命的诞生准备了必要的条件。当氨基酸、核苷酸、单糖、脂肪酸等有机小分子物质形成之后，在适当的条件下，它们可以进一步形成复杂的有机物质，例如蛋白质、核酸、多糖、类脂等大分子物质。

生命起源有新说

科学家在澳大利亚西部的杰克－希尔斯发现的一块金刚石中包含的碳元素表明，地球上最早出现生命迹象的时间有可能比之前的论断提前 7 亿年。科学家指出，这种有机成分有可能与非常古老的植物或细菌有密切联系。刊登在英国《自然》周刊上的一篇文章指出，科学家还无法仅凭在这一古老晶体中发现的碳 1 2 元素就确认他们的猜想，但他们也表示这种元素一旦出现，"通常都与有机生命体有关"。这一猜想一旦得到证实，就意味着地球上生命体出现的时间将提前到 42.52 亿年前。

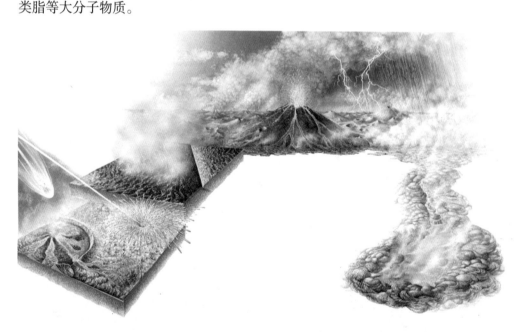

※　原始地球动荡不安

水解反应

一种化合物与水作用时，分裂成两个或两个以上的部分，并且经常与水分子中的 –H 或 –OH 相结合，生成两种或几种产物，这种反应称为"水解反应"。水解反应通常包括盐水解和有机化合物水解两类。有机化合物的水解是有机物分子中的某种原子或原子团被水分子的氢原子或氢氧原子团代换的反应。有机化合物的水解速度通常很缓慢，常常需用催化剂（酸或碱）。

尽管在早期的地球上，水资源非常丰富，使得水解反应要比缩合反应更容易进行。但是浅水池蒸发干了后，多聚物的聚合反应还是有可能发生的。一旦多聚物形成，它就可以作为一种催化剂起作用，从而影响后来的化学反应。

根据米勒的模拟实验以及地球物理学家们提供的原始地球的情况，我们可以推测出，经过千百年，甚至上万年的作用，原始海洋已经为生命的诞生做好了充分的物质准备。可是，氨基酸、核苷酸、单糖、脂肪酸等有机小分子又怎么样形成具有复杂功能的生物体呢？

我们都知道，鸡生蛋，而鸡也要由蛋孵出，那么是先有鸡还是先有蛋？在这个问题上具有颇多争议，

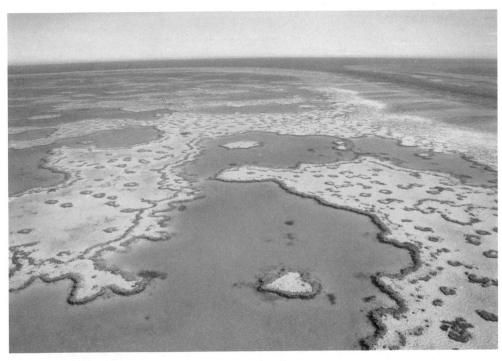

※　充斥着蓝藻的原始海

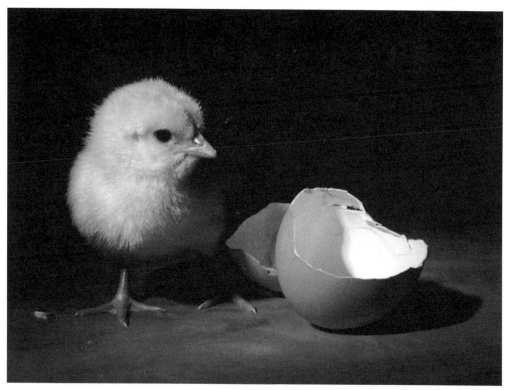

※ 到底先有鸡还是先有蛋？这种"蛋鸡悖论"也曾发生在 DNA 和蛋白质谁先出现的问题上

这个问题也被称为"蛋鸡悖论"。同样的，在分子生物学的中心法则中也存在着类似的情况。根据中心法则，遗传物质 DNA 可以转录成为 RNA 分子，RNA 分子再经过翻译形成蛋白质分子。而在这些过程中又需要一些蛋白质（各种各样的酶）的参与。那么，在原始的地球海洋中，是先有 DNA 还是先有蛋白质呢？

长期以来，人们认为只有核酸才是唯一的遗传物质，所以应该是先有 DNA。但是科学发现常常会让我们跌破眼镜。随着人们对于蛋白质的不断了解，慢慢发现，和核酸一样，蛋白质分子并非混杂一团，也是具有十分规则的分子结构，而且也具有螺旋结

聚合反应

聚合反应是由单体合成聚合物的反应过程。有聚合能力的低分子原料称"单体"，分子量较大的聚合原料称"大分子单体"。若单体聚合生成分子量较低的低聚物，则称为"齐聚反应"(oligomerization)，产物称"低聚物"。一种单体的聚合称"均聚合反应"，产物称"均聚物"。两种或两种以上单体参加的聚合，则称"共聚合反应"，产物称为"共聚物"。

疯牛病

疯牛病("mad cow" disease)学名为"牛海绵状脑病"(Bovine Spongiform Encephalopathy — BSE),是一种发生在牛身上的进行性中枢神经系统病变,俗称"疯牛病"。病牛脑组织呈海绵状病变,并出现步态不稳、平衡失调、搔痒、烦躁不安等症状,通常在14~90天内死亡。由于种类的不同,疯牛病的潜伏期长短不同,一般在2~30年之间。受疯牛病危害的不仅是牛,人若食用了被污染了的牛肉、牛脊髓等,也有可能染上致命的疯牛病,患者脑部会出现海绵状空洞,先是表现为焦躁不安,后丧失记忆,身体功能失调,最终精神错乱甚至死亡。

构。甚至于蛋白质也具有遗传物质的特性,它也能像核酸分子一样贮藏、复制和传递生命信息。疯牛病曾经一度让人们"谈牛变色",原本美味的牛肉,变得犹如恶魔一般,人们唯恐避之不及。而导致疯牛病的病原体就是一种特殊的病毒。这种病毒只有蛋白质而并不存在核酸,但是却既具有感染性,也具有遗传性,这样的病毒就被称为朊病毒(piron)。

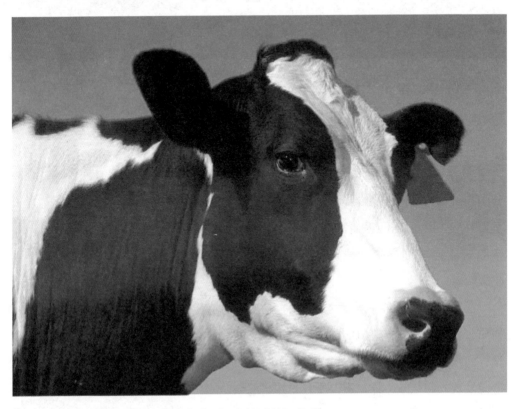

※　疯牛病的元凶是一种只有蛋白质而没有核酸的朊病毒

面对上述悖论，科学家们彼此之间也争论不休，谁也说服不了谁。直到 20 世纪 80 年代，两个著名的实验为解决这个悖论带来了一丝曙光。

1982 年，美国科罗拉多大学化学系的切赫（Thomas Robert Cech，1947—）教授在对于一种喜温的单细胞原生动物四膜虫进行研究时发现，刚转录出来的"前体核糖核酸（rRNA）"，在一定的条件下居然能够自发地发生催化反应：能够自我切割和拼接。这一过程显示了 RNA 具有酶的催化功能。此外，1978 年，耶鲁大学的奥尔特曼（Sidney Altman，1939—）教授发现在高等的真核细胞中有一种 RNA 和蛋白质的混合体，这一混合体是细胞催化反应所必需的。1983 年，他与 N.R. 佩斯合作验证了上述混合体中的 RNA 亚单元具有货真价实的催化功能。这样具有催化功能的 RNA，切赫教授给了它们一个贴切的名字：核酶（Ribozyme）。随后，人们从不同的生物体内陆续获得了数十种具有催化功能的 RNA，它们有的可以催化切割反应，也有可以催化剪接反应，它们既能催化自身反应也能催化

生物催化剂——酶

回顾一下生命活动的过程，不论是 DNA 的自我复制，还是转录生成 RNA，抑或是蛋白质的生成，甚至于生命体的其他生命活动，都需要一个特殊的物质：酶（enzyme）。酶是什么呢？简单来说，酶就是催化剂。拿我们人类为例，正常人的体温是 37℃。在这样温和的温度下，并不是所有的化学反应都可以发生，因此需要借助一种外力，来促使化学反应发生。在生物体内，这种物质就是酶。酶能够保证生物体在十分温和的条件下，高效地催化各种生物化学反应，促进生物体的新陈代谢。它是细胞赖以生存的基础，生命活动中的消化、呼吸、吸收、运动甚至生殖都离不开酶的帮助。大多数酶是蛋白质分子，也有少数的 RNA 具有酶的催化功能，这样的酶有一个特殊的名词：核酶。

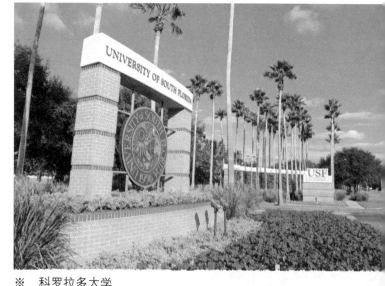

※　科罗拉多大学

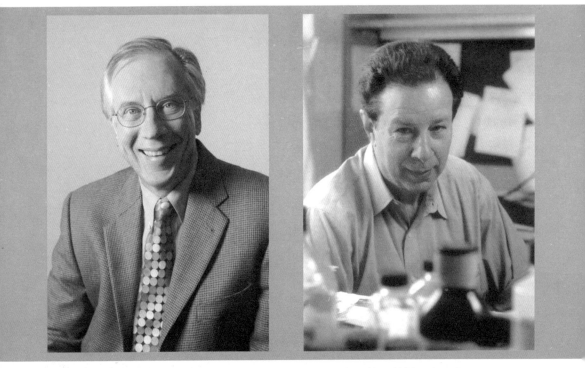

※ 因发现核酶而分享诺贝尔奖的切赫教授（左图）与奥尔特曼教授（右图）

别的分子发生反应。此时，核酶已经被确认具有完全意义上的催化剂的功能。1989年，切赫与奥尔特曼也因为这项极具轰动效应的发现而共同分享了当年的诺贝尔化学奖。

鉴于RNA既可以作为遗传信息的载体，同时还兼具有酶的催化功能，换句话说，RNA"身兼两职"：既有DNA的特性也有蛋白质的特性。人们不由地设想，在生命的最初，也许最先的表现形式是RNA，而不是蛋白质或者DNA。1986年，哈佛大学的沃特·吉尔伯特（Walter Gilbert，1932—）正式在《自然》（Nature）杂志上撰文提出了"RNA世界"这一假说。

"RNA世界"这一假说认为：在生命起源的早期阶段存在一个完全由RNA分子组成的分子系统，在这样一个系统中，系统的信息是由RNA保管的。一部分具有催化功能的RNA发挥自身的功效，使RNA自身信息的可以传递以及自我复制。由于这一系统可以有效地存储、复制系统信息，所以这样

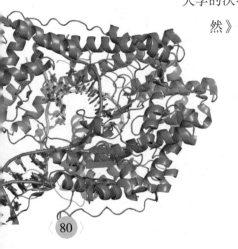

的系统在当时严酷的环境下得以生存并且进化。随着生命的不断进化，系统信息的存储交由较为稳定的 DNA 分子来负责，催化功能也慢慢转移到了催化功能更强的蛋白质身上。从而逐渐演化成为现在生命体系的模样。

上亿年的进化过程几乎抹去了生命起源具体过程的记录，虽然我们不能证实这种具有催化自身复制的 RNA 在生命起源的过程中是不是必不可少的，但是它至少提供了一种生命起源的可能性。

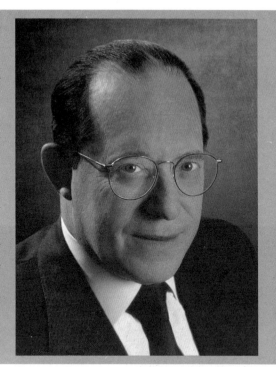

※　提出"RNA 世界"假说的吉尔伯特教授

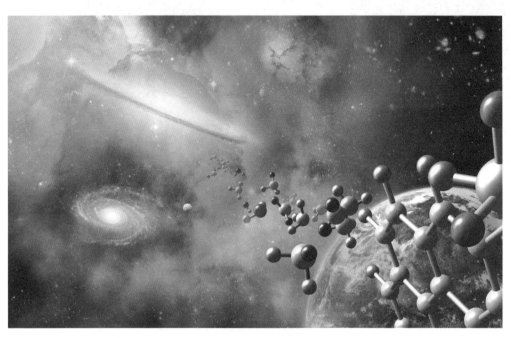

※　"RNA 世界"这一假说提供了一种生命起源的可能性

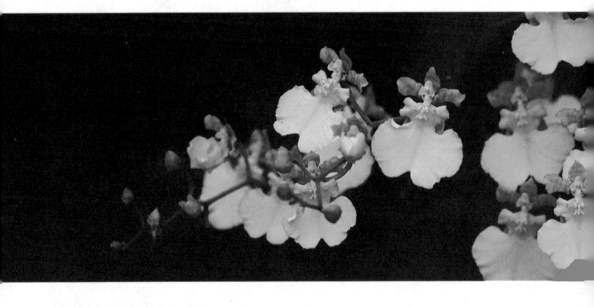

PART4

第4章
找不到两片相同的叶子
——遗传与变异

　　我们是如此的相同，确又如此的不同。世界上没有完全相同的两个人，即便是同卵双生的双胞胎你也能找出差别。这是为什么？变异一定是不好的吗？疾病和基因有关系么？是否有一天我们能从基因中找出长生不老的奥秘？探索这些答案的过程将是一个有趣的旅行，准备好了么？Let's go！

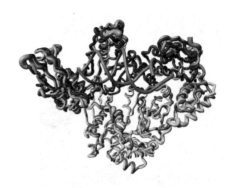

人类
基因组计划 >>

如果我要问你，我和你有多大的不同，你该怎么回答？这个答案似乎是显而易见的，就连双胞胎都有着这样或那样的差别，更何况是陌生的你我呢？那，如果我再问你，我和你在基因上有多少不同呢？这个问题看起来似乎很难回答，其实，想要回答这个问题，就应该先了解一个关于人类自身的计划：人类基因组计划（Human Genome Project，HGP）。

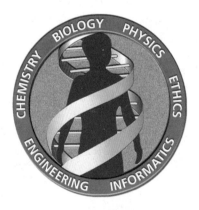

※ 美国能源部人类基因组计划徽标

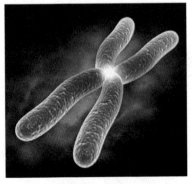

※ 人类染色体

哪里有生命，哪里就有基因，那么基因组呢，它是什么？

基因组（genome）就是一个物种中所有基因的整体组成。它代表了一个物种所有遗传信息的总和，代表了一个物种生生不息，又各有差异的所有遗传信息。

你的基因组就是你的遗传组成，从你的父母遗传下来得到的信息，指导你的生命过程。设想一下，人体是一台复杂的机器，充满了各种各样相互作用的化学物质，分子和大分子，那么，基因组就是这台机器的蓝图，它包含组装各种大分子的指令。基因影响我们的身体特征，例如眼睛的颜色、肤色，甚至还影响我们对某一种疾病的易感性。然而，基因组并不仅仅是一张各个组分的列表，它还对何时、何地产生这些组分的信息进行整合。想象一下生命发育的神奇过程：由一

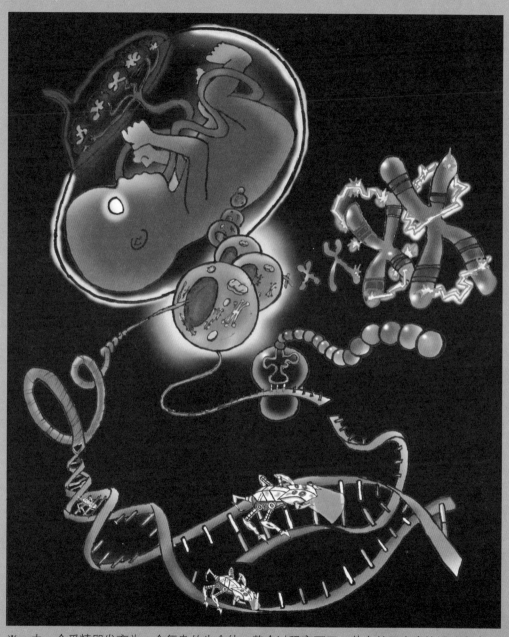

※ 由一个受精卵发育为一个复杂的生命体，整个过程离不开一整套基因高度协调的表达

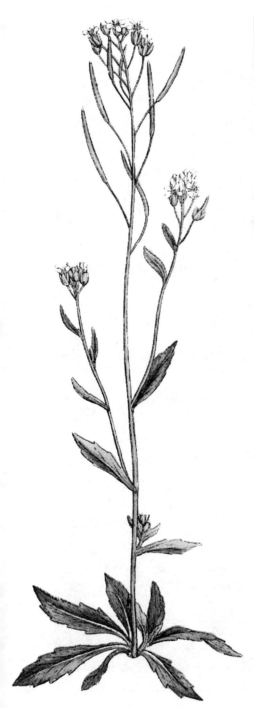

※　人类的基因数目并不比植物拟南芥多出多少

什么是单倍体？

　　凡是体细胞中含有一套染色体组（一套基因）的生物称为单倍体，具有两套染色体组称为二倍体。自然界中存在的生物大部为二倍体。此外，由于自然或人为因素，还有一些生物是多倍体。多倍体在高等植物中是相当普遍的，但动物界中的多倍体却少得多，脊椎动物则更少。我们人类是二倍体生物。人类基因组计划实质只研究了一个染色体组，这个染色体组被表述为"单倍体基因组"，也即文中提到的"人类的基因组（单倍体）"。

枚受精卵一直发育成为一个多细胞体的生物，使这样一个过程有条不紊毫无差错地进行需要一整套基因高度协调的表达。因此，基因组并不是各个单独起作用的基因的集合，相反，它包含着对信息的全局性、高度协同的控制，以执行一系列细胞的功能。

　　一个生物的基因组有多大？是由多少个不同的基因组成的？一个病毒的基因组只是由少数几个基因组成，高等植物、动物，从机体的大小与外部形态就可以估计它们的基因组要比简单生物大得多，所含的基因要多得多。人类无疑是这个星球上最复杂、最高级的生物，人类的基因组必然是一个庞大的数据库。人类的基因组（单倍体）由 24 条染色体（22 条常染色体和 2 条性染色体）组成，理论证实共含有 32 亿对碱基和大约 31 000个基因，这个数目大大出乎了人们的意料。以前，人们普遍认为人类的基因数目应该是 150 000 个左右。而实际上，我们人类的基因数目大概只有

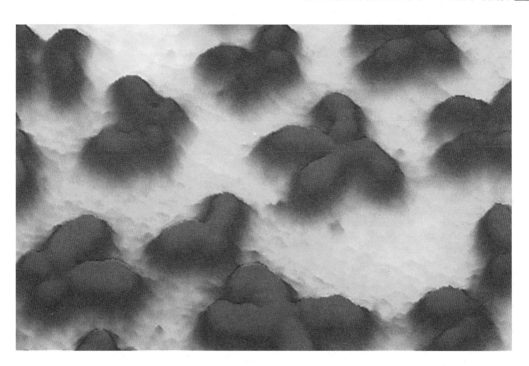

线虫和果蝇的 2~3 倍，也并不比植物拟南芥多出多少。有点失望是么？其实，生命体的复杂性并不在于基因数目的多少。

　　既然，人类的复杂性并非因为基因数目的增多而增加，那么应该如何解释呢？在上一章，我们已经介绍过 RNA 可以通过选择性剪切，从而使得蛋白质的表达呈现出多样化的特点。在细胞内，还存在一种称之为转录因子的蛋白质，细胞通过它的过量表达（即通过各种方式使得基因的表达量超过组织正常需要量）来控制基因的开与关。也正是因为细胞的这些特征组合作用，从而构成了基因和蛋白质的复杂性和精细性的控制。基因的这种精密调节，驱使人体从受精卵发育到成体，并且在日常生活中以及某些严酷的时刻保持和修复我们的机体。

※　1990 年，人类基因组计划在美国正式启动。这是人类染色体的扫描显微图

转录因子

　　转录因子（transcription factor）是细胞内一种对转录过程起正调节作用的蛋白质。在真核细胞中，如果不存在转录因子，基因是处于不表达状态，基因转录无法启动。只有转录因子结合在它识别的特定的 DNA 序列上之后，基因转录才开始。

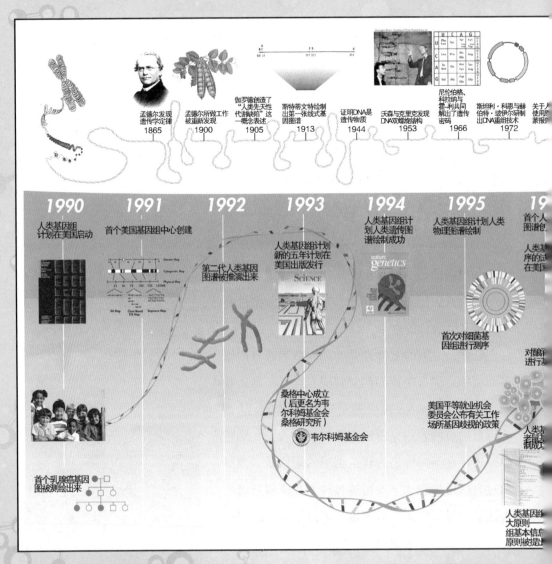

孟德尔发现遗传学定律
1865

孟德尔所做工作被重新发现
1900

伽罗德创造了"人类先天性代谢缺陷"这一概念表述
1905

斯特蒂文特绘制出第一张统计基因图谱
1913

证明DNA是遗传物质
1944

沃森与克里克发现DNA双螺旋结构
1953

尼伦伯格、科拉纳与霍利共同解出了遗传密码
1966

斯坦利·科恩与赫伯特·波伊尔研制出DNA重组技术
1972

关于人使用重组技术监控

1990
人类基因组计划在美国启动
首个乳腺癌基因图被测绘出来

1991
首个美国基因组中心创建

1992
第二代人类基因图谱被推演出来

1993
人类基因组计划新的五年计划在美国出版发行

桑格中心成立（后更名为韦尔科姆基金会桑格研究所）
韦尔科姆基金会

1994
人类基因组计划人类遗传图谱绘制成功
nature genetics

1995
人类基因组计划人类物理图谱绘制

首次对细菌基因组进行测序

美国平等就业机会委员会公布有关工作场所基因歧视的政策

19
首个人图谱创

人类基序的试在美国

对酶菌进行

人类制成

人类基因大原则组基本信原则被提出

※　人类基因组计划大事记（含基因发现历程）

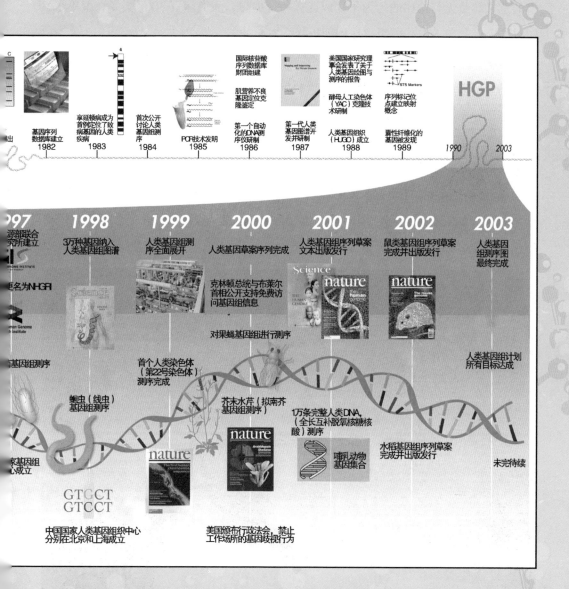

一个优秀的画家，画一幅肖像，可以用简单的线条描绘出一个人的容貌和神态。但是，如果要绘制一幅人类基因组的图片，这可不是一件容易的事情。但是，这件事的意义却是无与伦比的。为了完成这样一个构想，人类斥资30亿美元，聚集了6国科学家一起向人类基因组"珠穆朗玛峰"发起冲击。

人类基因组计划是美国生物学家、诺贝尔奖获得者杜尔贝科（Renato Dulbecco，1914—2012）于1986年在《科学》（*Science*）杂志上发表的一篇文章中提出来的，旨在阐明人类基因组30亿个碱基对的序列，发现所有人类基因并阐明其在染色体上的位置，从而在整体上破译人类的遗传信息，使人类第一次在分子水平上全面地认识自我。经过大约3年的讨论，美国政府在1990年10月正式启动了这项耗资30亿美元、历时15年的计划。这项能与曼哈顿原子弹计划和阿波罗登月计划相媲美的人类基因组计划的目标是要为构成人类基因组的30亿个碱基对精确测序，从而最终弄清楚每种基因制造的蛋白质及其作用。这个计划就好比要用双脚

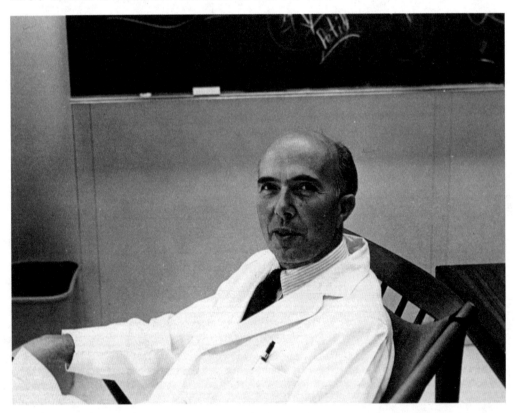

※　人类基因组计划的发起人、诺贝尔奖获得者杜尔贝科

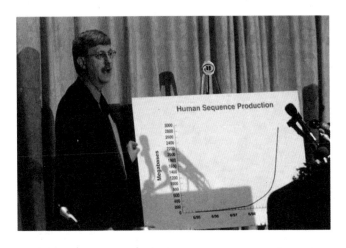

※ 2000 年 6 月 26 日，参与人类基因组计划的中国、日本、法国、德国、英国、美国六国科学家向全世界宣布人类基因组工作草图绘制成功。图示为人类基因组计划首席科学家、美国联邦国家人类基因组研究项目负责人弗朗西斯·柯林斯在介绍情况（拍摄于 2000 年 6 月 26 日）

丈量从北京到香港的路线图，并且标明沿途的每一座山峰、河流、湖泊。虽然很慢，但是却无比精确。我国参与人类基因组计划的科学家在《生命大解密》这本书中也对这项工作有了如下有趣的比喻："人类基因组 DNA 序列图的绘制，可以做这样的比喻：假说人们只穿 4 种颜色的衣服，红、黄、白、黑，人类基因组计划就相当于把世界上 30 亿人所穿的衣服都搞清楚，而且要注明位置序列，如所在的国家、城市、街道、楼房、房间……"

2000 年 6 月 26 日，是一个值得全世界纪念的日子，美国总统和人类基因组计划的科学家们宣布人类基因草图绘制完毕，这表明人类基因组计划已经初步完成，人类在探索自身奥秘的旅程中又有了新的突破。

生物	基因组大小（碱基对）
病毒，噬菌体 Φ–X174;	5387 – 最早完成测序的基因组
病毒，噬菌体 λ	5×10^4
细菌，大肠杆菌	4×10^6
变形虫，无恒变形虫 (Amoeba dubia)	67×10^{10} – 2005 年 12 月已知的最大基因组
植物，一种贝母 (Fritillary assyriaca)	13×10^{10}
真菌，酿酒酵母	2×10^7
线虫，秀丽隐杆线虫	8×10^7
昆虫，黑腹果蝇	2×10^8
哺乳动物，人	3×10^9

0.1% 基因的突变造就
你我天壤之别 >>

0.1% JIYIN DE TUBIAN
ZAOJIU NIWO TIANRANGZHIBIE

好了，现在就可以回答之前的那个问题了，我和你在基因组上有多大的差别。人类基因组计划初步完成后，从这些解码的信息中发现，全球 60 亿人的基因 99.9% 是相同，不同的基因仅仅只占 0.1%。也就说，这 0.1% 的不同，造就了你我的天壤之别。而这 0.1% 的差别大部分是由基因变异引起的。早在 1886 年，荷兰学者德·费里斯（Hugo Marie de Vries，1848—1935）利用月见草进行遗传与突变的实验，1903 年，他最先系统的阐述突变与基因的密切相关的突变理论。

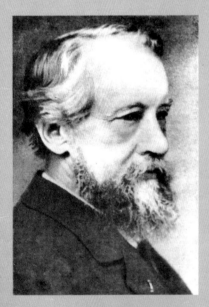

※ 最早系统阐述突变理论的荷兰学者德·费里斯

在第二章我们已经了解到在 DNA 的复制过程中会出现错配现象，大部分的错配可以被细胞自身的修复系统修复，然而，也有少部分漏网之鱼逃脱了被纠正的命运，而存留下来，于是它们的这些信息也就一代一代地传递下去。这种核苷酸序列的变化称之为"基因突变"（mutation）。基因突变可以是 DNA 序列中涉及单个核苷酸或碱基的变化，这样的突变叫做"点突变"（point mutation），也可以是一段序列发生的变化。点突变存在有两种情况：一种是碱基或者核苷酸被另一种碱基或核苷酸所替代（substitiution），另一种则是碱基或者核苷酸的插入（insertion）或缺失（deletion）。造成基因突变的原因多种多样，除了 DNA 在复制过程中的错配外，一些外界因素也可能导致突变的产生，例如某些化学物质（这样能导致突变的化学物质称为诱变剂）、紫外线、电离辐射等。

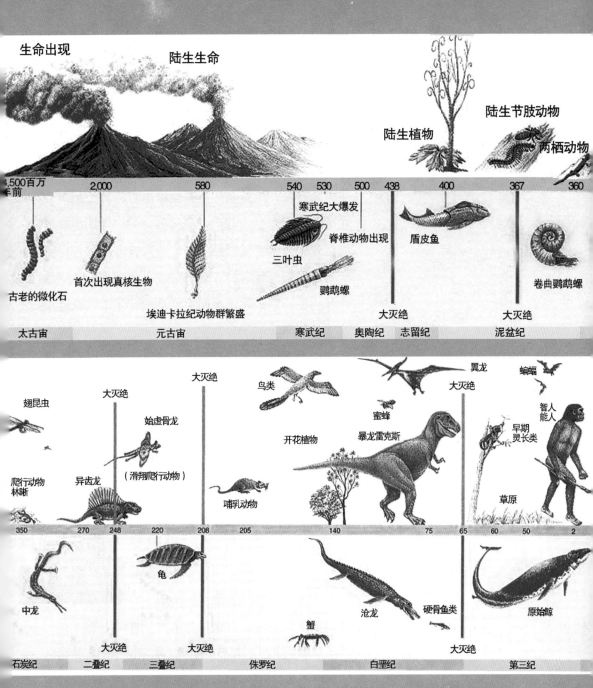

生命出现

陆生生命

陆生植物

陆生节肢动物

两栖动物

| 1,500百万年前 | 2,000 | 580 | 540 | 530 | 500 | 438 | 400 | 367 | 360 |

寒武纪大爆发

脊椎动物出现

盾皮鱼

三叶虫

卷曲鹦鹉螺

首次出现真核生物

鹦鹉螺

古老的微化石

埃迪卡拉纪动物群繁盛

大灭绝

大灭绝

| 太古宙 | 元古宙 | 寒武纪 | 奥陶纪 | 志留纪 | 泥盆纪 |

翼龙

蝙蝠

大灭绝

鸟类

大灭绝

智人
能人

翅昆虫

始虚骨龙

蜜蜂

早期
灵长类

开花植物

暴龙雷克斯

爬行动物
林晰

异齿龙

（滑翔爬行动物）

哺乳动物

草原

| 350 | 270 | 248 | 220 | 208 | 205 | 140 | 75 | 65 | 60 | 50 | 2 |

龟

中龙

沧龙

硬骨鱼类

原始鲸

蟹

大灭绝

大灭绝

大灭绝

| 石炭纪 | 二叠纪 | 三叠纪 | 侏罗纪 | 白垩纪 | 第三纪 |

※　自然界与生物进化图　基因突变是生物体的变异和多样化的一个重要来源

科学家发现人类说话的基因

科学家宣称，在人类众多基因中，已经发现能使人类说话的基因，如果没有这个基因，语言与人类的文明就没有发展的机会。在过去的20万年间，这个基因的改变，促使人类在演化上，能与其他生物朝向不同的演化路径，这个基因就是FOXP2。FOXP2基因的损坏，会造成罕见的语言疾病，语言文法的使用将出现问题。在人类进化进程中，变异的FOXP2基因"不断提高发音的动力控制装置的微调能力"，科研人员在其科研成果中这样写道："这是人类独特的功能，帮助人类学会并协调肺部、喉部、舌头和嘴唇的肌肉运动，而这些对语言来说是必需的。"科研人员表示，FOXP2基因影响了人类许多器官的发展，比如大脑、肺和食管。

基因的突变是生物体变异和多样化的一个重要来源。基因的突变在生物界中是普遍存在的。不论是低等生物，还是高等的动植物，抑或是我们人类，都可能发生基因突变。突变的结果可能是给生物个体带来益处，也有可能是给生物个体带来危害。例如，在人类疾病中，有一种叫做镰状细胞贫血症的疾病，患有这种病症的患者的红细胞与正常人的红细胞不同，正常人的红细胞是双面凹的圆饼状，边缘较厚，而中间较薄；而镰状细胞贫血症患者的红细胞则变成了镰刀状，患者的血液变得很黏稠，红细胞在毛细血管中聚集容易形成血栓，导致肾衰竭和心血管及脑血管障碍性贫血，最后造成患者死亡。而导致这种病症的原因就是编码血红蛋白分子中两条链的一条的核苷酸序列发生了改变。这段序列上单个核苷酸的永久性改变使得细胞合成了氨基酸序列不正确的蛋白链。蛋白质结构和活性取决于氨基酸序列，因此，一种蛋白质的序列如果发生了改变，哪怕就仅仅只是一个氨基酸的改变，都可能导致极其严重的后果。镰状细胞贫血症是一种隐性遗传性疾病，这种疾病常见于非洲和美洲的黑人。虽然这种镰刀型红细胞对于人体有着极大的危害，但是在对抗疟疾上，却有着一定的积极意义。在疟疾患者中，细胞内的寄生虫会改变细胞膜和细胞骨架，从而使细胞失去原有的弹性，使得红细胞无法穿过血管，在镰状细胞贫血症患者中，红细胞呈现镰刀状，易于穿过细胞。同时，相对于原本正常的红细胞，镰状红细胞的携氧量有所降低，这种细胞内的缺氧状态对于疟原虫是致命的，因此镰型红细胞可以有效地阻止疟

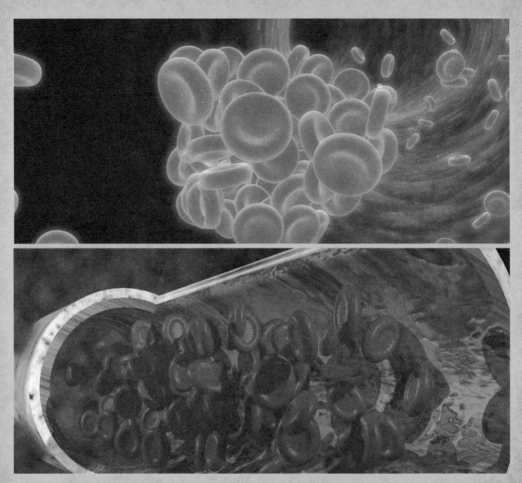

※ 正常的红细胞

红细胞

血液中的红细胞是血球当中最多的一种，也是体内数量最多的细胞。一个正常的成年男性每升血液中的红细胞平均约有 $4\sim5\times10^3$ 个，女性的血液中红细胞平均约有 $3.5\sim4.5\times10^3$ 个，居各类血细胞之首。如果将全身的红细胞一个个连接起来，能环绕地球赤道4.5圈。

红细胞的平均寿命约为120天。在此期间，一个红细胞可在组织和肺脏之间往返大约5~10万次。衰老的红细胞多被脾、肝、骨髓等处的巨噬细胞吞噬分解。同时，体内的红骨髓生成和释放同等数量的红细胞进入外周血液，维持红细胞总数的相对恒定，以参与人体内的气体交换。当机体需要输血时，必须输同型血，但尚需进行交叉配血实验，因红细胞膜上有 ABO 血型抗原存在。

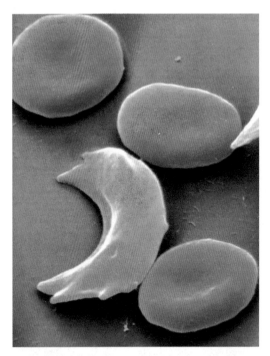

※ 镰状红细胞

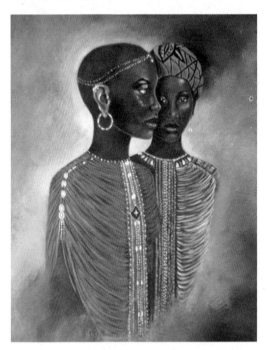

※ 由基因突变导致的镰状细胞贫血症在非洲黑人中比较普遍

疾的流行。

基因的突变导致了蛋白质结构和功能的改变，同时也可能导致生物体的形态结构、代谢过程和生理功能等特征发生改变。严重的突变可能影响生物体的生命力，更严重的会导致生物体的死亡。例如，肿瘤的发生就与控制细胞周期、分裂和生长的基因突变有关。基因的突变并非都是坏事，就像镰状细胞贫血症，对于正常人而言，有了这样的突变而患上镰状细胞贫血症无疑是一件很糟糕的事情，然而，对于疟疾患者，这样的突变就变得有利得多。如果突变给生物体带来有利的一面，那么，这种突变会使个体更加适应环境，从而很可能将发生这样突变的基因一代一代地传下去。如果，突变给个体带来的是不利的一面，这些个体常常也会因为不适应生存环境而死亡，甚至于绝种。亿万年来，无数的生物都经历这样风雨的洗礼，在物竞天择的自然规则下，生存繁衍。

从广义的角度上来讲，基因突变还包括染色体的畸变。人类染色体是遗传物质——基因的载体，各染色体上的基因有严格的排列顺序，

人体细胞内的染色体和 DNA

一个典型的人体细胞的细胞核的直径大约是 5~8 μm（1μm = 10^{-6}m），其中含有大约 2 m 长的 DNA。这相当于在一个网球内含有 20 km 长得极其纤细的丝线。你可以尝试把一个长 20 m 的丝线放在手心里，尽你的所能把它团成一个小团，会出现什么情况？你会发现，这些丝线很容易就纠缠不清。但是，在细胞内，被极度压缩的 DNA 不仅没有纠缠成一团乱麻，而且，令人惊异的是，即便是在如此致密的结构中，所有转录、DNA 复制以及 DNA 修复所需要的酶和蛋白质仍然可以接触到 DNA。这是因为，DNA 在细胞核内经过了复杂的包装过程。

人体细胞核内的 DNA 分布在不同的染色体上。每一条染色体由一条非常长的线性 DNA 分子和将 DNA 折叠、包装成更致密结构的蛋白质所组成。DNA 与蛋白质的复合物称为染色质（chromatin）。在细胞的不同时期，染色质是以不同的状态存在的。在细胞间期，也就相当于细胞休眠期，染色质处于更伸展的状态，使得基因表达和 DNA 的复制所需的酶及蛋白质能够更接近 DNA。在染色体准备进入到有丝分裂阶段，染色质进一步螺旋化，逐步成为高度浓缩的有丝分裂染色体。

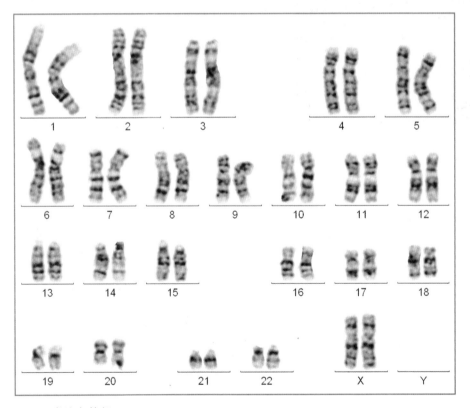

※ 人类染色体组

人类的性染色体

人类的性染色体包括X染色体和Y染色体。含有一对X染色体的受精卵发育成女性，而具有一条X染色体和一条Y染色体者则发育成男性。这样，对于女性来说，正常的性染色体组成是XX，男性是XY。

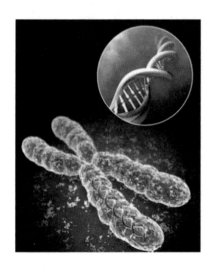

等染色体畸变。甚至，还有人出现69条染色体，比常人多了一套染色体组。还有一些极端的个案，染色体上的某些基因会出现脱失、重复出现、倒转或易位。

这些染色体的畸变可能出现在性染色体上，也可能出现在常染色体上。性染色体畸变的结果是出现性别模糊的两性

各基因间的毗邻关系也是较恒定的。如果染色体畸变就会使基因在数量和位置上发生改变，就会出现多种异常，包括各种畸形、智力低下和生长发育迟缓。

人体大约由60兆个细胞组成，每个细胞内都包含有23对、46条染色体，其中22对为常染色体，还有一对为性染色体。常染色体决定了一个人成年后会长多高、皮肤、毛发、眼珠是什么颜色、决定了一个人的体型轮廓、五官大小尺寸和位置，还决定了身体某个部位是不是会长一颗痣，总之，常染色体塑造了一个人的肉身长什么样。性染色体则决定了一个人是男还是女。

不过，有些人在胚胎发育的某个时期，细胞染色体受诸多因素的影响可能会出现数量或结构上的改变。有些人可能会少了一条染色体，出现（45，XO）型染色体；也可能多了一条或几条染色体，出现（47，XYX）型、（47，XYY）型、（48，XXXY）、（49，XXXXY）、(48，XXYY)

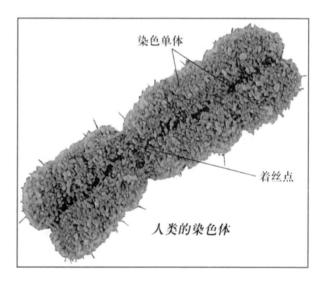

染色单体

着丝点

人类的染色体

生殖器畸形

据媒体报道，广西妇女吴某结婚8年，夫妻生活一直很正常，但一直没有怀孕，到医院一检查发现处女膜竟然完好无损！更令人惊讶的是，30多岁的吴某竟是双阴道、双处女膜、双子宫，甚至连巨大的子宫肌瘤也是两个。其实，吴某的症状属于生殖器畸形，正是这畸形的生殖器导致其不孕。

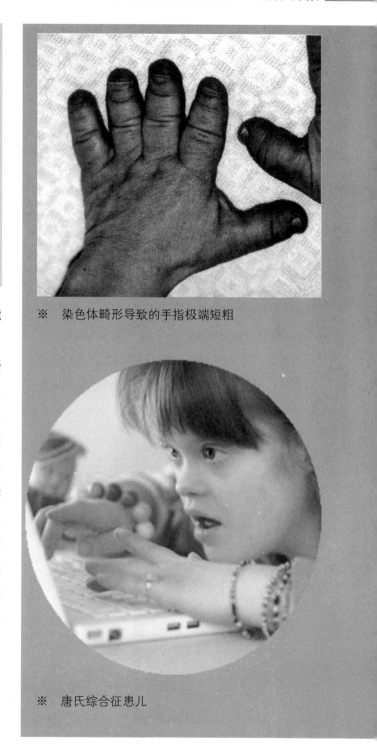

※ 染色体畸形导致的手指极端短粗

人。而常染色体畸变则可能导致各种各样的器官、肢体、颜面、颅骨等的畸形。像那些连体人、唇裂儿、先天独眼儿、无脑儿、脊柱裂、长尾巴的人、青蛙人、多臂人等怪异的畸形人都是常染色体畸变导致的。孕妇产前做的唐氏筛查实际上就是筛查一下腹中胎儿患唐氏综合征这种染色体畸变的可能性有多大，当然，具体是不是患有这种疾病还要进一步检查才能确定。唐氏综合征患儿主要表现为智能低下，体格发育迟缓。这种类型的患者比正常人多出了一条第21号染色体。

※ 唐氏综合征患儿

基因突变
与疾病 >>

JIYIN TUBIAN
Yu JIBING

还记得你生病时的情形么？我相信那一定是一段不愉快的经历。我们每个人都期望着可以身体健康，可以不生病。但是，似乎病魔总是缠上某些人。你相信么？在我们生命的蓝图里——我们的基因组里——已经为我们会经历哪些"磨难"埋下伏笔。诺贝尔生理学与医学奖获得者杜尔贝克曾说过："人类的 DNA 序列是人类的真谛，这个世界上发生的一切事情都与这一序列息息相关，包括癌症在内的人类疾病的发生都与基因直接或间接相关……"还记得人类基因组计划吧。其实，人类基因组计划的产生与"肿瘤计划"的搁浅是分不开的。20世纪70年代开始，美国便启动了"肿瘤计划"，但是，不惜血本的投入换来的却是令人失望的结果。人们渐渐意识到，包括癌症在内的各种人类疾病都与基因有着直接或者间接的联系。

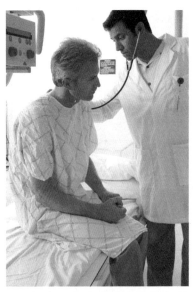

※ 很多人类疾病的发生都与基因有着直接或间接的关系

生命的过程是一个极其精妙而复杂的过程，它通过独特的基因表达和调控机制，确保了细胞的复制、转录、翻译以及生命所需的一切代谢活动能够正常有序地进行，从而保证了生命体的健康。但是由于环境的因素或者遗传的因素，或者环境与遗传的相互作用的影响，都有可能导致基因突变的发生，也可能导致基因表达调控的失常，这样的结果便造成了某些与基因相关的人类疾病的发生。随着分子生物学的不断发展，我们有能力从分子水平来解释某些疾病的发生机理，也为今后基因诊断和治疗提供了依据。

对于与基因相关的疾病，我们可以大致分为

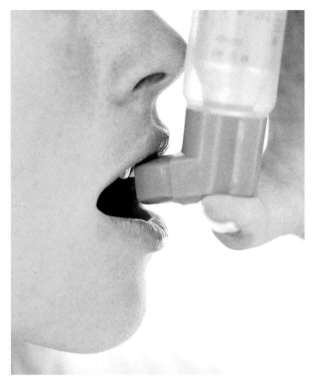

※　哮喘病是一种多基因疾病

以下三类。

第一类是单基因疾病。这类疾病是指仅由单个基因序列的某个碱基对的改变而造成的。在这类疾病中，遗传因素的作用非常强，而且，它比较容易将这种改变传递给后代。例如在前文中我们所提到的镰状细胞贫血症就属于这类单基因疾病。

第二类是多基因疾病。这类疾病的发生涉及两个或者两个以上基因结构或者表达调控的改变，主要是慢性非传染性疾病，例如，癌症、高血压、冠心病、哮喘等。

第三类是获得性基因疾病。这类疾病主要是由病原微生物通过感染宿主而将自身的基因侵入到宿主基因引起的传染性疾病。例如，司空见惯的流行感冒和被称为"21 世纪瘟疫"的艾滋病就是这样的一类疾病。虽然人类在对抗传染病上取得了不错的"战绩"，但是，这场"战斗"远远没有结束。

下面我们就目前人类面临的两大顽疾——癌症和艾滋病——来看看基因突变具体是怎样导致癌症和艾滋病的，这两大顽疾背后到底是哪种基因在作祟。

■捕捉癌症背后的突变基因

曾经，我们谈癌变色，虽然现在我们在对抗癌症的战争中，有了极大的突破，癌症也不再是不治之症。现在我们知道癌症是细胞生长与分裂失去控制而引起的一种疾病，其根源是体细胞中调节细胞生长与分裂的基因发生了突变。这些调控基因的突变可以是随机自发引起的，也有可能是外界因素影响下导致的。例如，某些致癌因子、化学诱变剂、X 射线、病毒感染等都有可能导致这些基因的突变，使得细胞的生长与分裂不受控制，最终导致癌症的发生。

1911 年，美国洛克菲勒研究院一个

肿瘤与癌症

肿瘤（tumor），是指人体器官的细胞在外界和内在有害因素的长期作用下所产生的一种以细胞过度增殖为主要特点的新生组织，这种新生组织不会按照正常器官的规律生长，丧失了正常细胞的功能。肿瘤可以分为良性和恶性两种。恶性肿瘤细胞会由原发部位向其他部位播散，这种播散如果无法控制，将会侵犯到要害器官，引起器官的衰竭，最终导致机体的死亡。

癌症（cancer），来源于上皮组织的恶性肿瘤称之为癌。来源于间叶组织（包括结缔组织和肌肉组织）的恶性肿瘤称之为"肉瘤"。通常我们所说的癌症指的是所有的恶性肿瘤，包括"癌"和"肉瘤"。

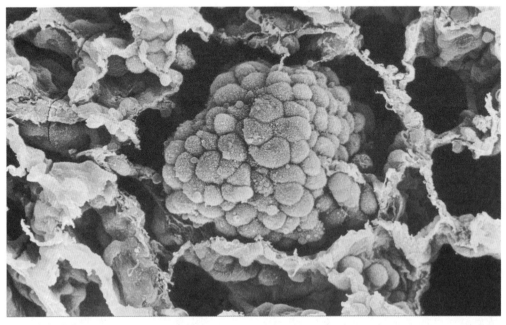

※ 肺癌肿瘤

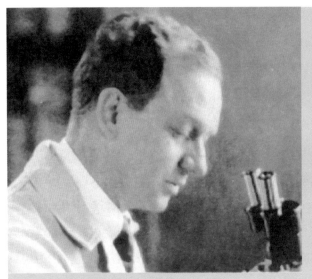
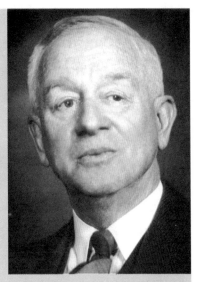

※　研究鸡肉瘤病毒的劳斯教授

年轻的研究员劳斯（Francis Peyton Rous，1879—1970）在研究鸡肉瘤（一种癌）时发现，鸡肉瘤细胞裂解后的物质通过除菌器过滤，然后再注射到正常的鸡体内，便可以引发肉瘤。随后，他便首次提出了鸡肉瘤可能是由病毒（后来成为劳斯肉瘤病毒，Rous's Sarcoma Virus，RSV）引起，并且，他由此引申认为，癌症都是由于病毒感染引起的，这便是癌的病毒理论的开始。但是，他的这一观点在当时并未引起重视。直到第二次世界大战期间，波兰的一位科学家格罗斯（L. Gross）来到美国，他对癌的病毒理论产生了浓厚的兴趣，1953 年，他从小鼠白血病细胞中分离出一种病毒，并把这种病毒注射到正常小鼠体内，结果引起了白血病，从而确认了病毒可以引起癌症的发生。这以后，"病毒致癌"这一理论开始逐渐地受到人们的重视，也有越来越多的科学家

病毒

病毒是一种具有细胞感染性的亚显微粒子，可以利用宿主的细胞系统进行自我复制，但无法独立生长和复制。病毒可以感染所有的具有细胞的生命体。第一个已知的病毒是烟草花叶病毒，由马丁乌斯·贝杰林克于 1899 年发现并命名，如今已有超过 5 000 种类型的病毒得到鉴定。研究病毒的科学被称为病毒学，是微生物学的一个分支。

投身到验证这一理论的实验中来。1958年，斯图尔特（Stewart）和艾迪（Eddy）分别分离出一种病毒，这种病毒要比之前劳斯和格罗斯分离出的病毒"厉害"得多，将它注射到小鼠体内后，会引起肝脏、肾脏、乳腺、胸腺、肾上腺等多种组织器官的肿瘤，因而也把这一种病毒称为多瘤病毒（Polyomavirus）。

一种病毒可以引起不同的肿瘤，这意味着病毒入侵细胞后应该有一个普遍的共同的致癌机制。于是，20世纪50年代末、60年代初癌症病毒研究成为一个极富想象力的研究领域，越来越多的主流科学家开始进入到这一个领域。美国加州理工学院著名的病毒学家杜尔贝科（Renato Dulbecco，1914—2012）就是这一领域的领军人物，1960年他所领导的实验室便成功地利用多瘤病毒在体外使仓鼠的成纤维细胞（是结缔组织中最常见的一种细胞，在修复创伤中起十分重要的作用）转化为癌细胞。可以这么说，在20世纪60年代，病毒致癌研究成为科学领域的一种"时尚"，医学界也弥漫着一种盲目乐观的气氛。当时，美国国家癌症研究所（National Cancer Institute，NCI）所长劳希尔（Rauscher）甚至言之凿凿："癌是病毒引起的。如果我们能够分离并弄清病毒的致癌机制，我们就可以解决癌的问题。我们将在两年内做到这一点。"1964年，NCI提出了一个"病毒癌计划（Virus Cancer Program，VCP）"，并在国会通过后，获得大量拨款，在全国范围内实施。至此，病毒致癌

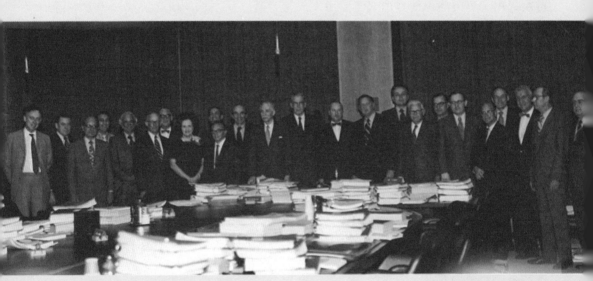

※　美国国家癌症研究所会议资料图片

的理论已经被广泛接受。85 岁的劳斯也在他发现病毒致癌现象 55 年后站在了斯德哥尔摩诺贝尔奖的领奖台上。

能够引起细胞癌变的病毒可以根据它的遗传物质的不同而分为 DNA 病毒和 RNA 病毒。前面提到的劳斯肉瘤病毒 RSV 属于 RNA 病毒。在杜尔贝科实验室攻读博士学位的蒂明（Howard Martin Temin，1934—1994）发现，RSV 病毒不仅会使正常的细胞发生癌变，而且发生癌变的细胞会获得稳定的恶性表型，也就是说发生癌变的细胞再分裂繁殖产生的细胞同样是癌变细胞。这一现象唯一合理的解释就是，RSV 病毒在诱导细胞发生癌变的过程中，已经将自己的遗传信息稳定地传递给了正常的细胞，从而使它们具有了特定的恶性表型。然而这一现象唯一合理的解释却让蒂明困惑无比。回想一下在上一章我们所说的中心法则，遗传信息是通过 DNA 传递到 RNA，再由 RNA 指导合成蛋白质。RSV 病毒是 RNA 病毒，也就是说它的遗传物质为 RNA，如果，蒂明的解释是正确的话，那么，唯一符合逻辑的结论就是：RSV 病毒的遗传信息（RNA）可以传递给正常细胞的 DNA，从而改变细胞的遗传性状。蒂明意识到，自己基于实验的结果与传统的科学理论发生了矛盾，是坚持自己的结果还是屈从于传统的科学理论？蒂明

人们对病毒的最早认知

最早记载的植物病毒病是郁金香碎色病。17 世纪 30 年代，一种得病的郁金香在荷兰掀起"郁金香热"，至今荷兰阿姆斯特丹的 Rijks 博物馆还保存着一张 1619 年荷兰画师的画像，这张静物画描画的就是有病的郁金香。

最早有记载的家畜中的病毒病是狂犬病。巴斯德（Pasteur）作为微生物发展史上里程碑式的人物，因在 1884 年发明了狂犬疫苗，对病毒病的防治做出了巨大贡献。

最早有记载的人体感染的病毒病是天花，这是一种具有很高病死率的传染病。

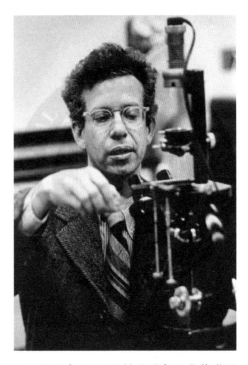

※ 因研究 RNA 反转录现象而荣获诺贝尔奖的蒂明

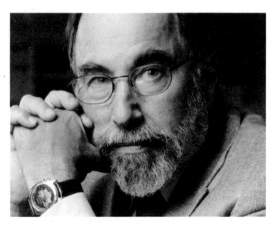

※ 因研究 RNA 反转录现象而荣获诺贝尔奖的巴尔的摩

病毒有多大？

病毒很小。多数单个病毒粒子的直径在 100nm 左右，也就是说，把 10 万个左右的病毒粒子排列起来才可能用肉眼勉强看得到。病毒如此细小，绝大多数病毒必须借助电子显微镜才能观察，电子显微镜的分辨率是光学显微镜的 1 000 倍。装配成熟的病毒颗粒大小恒定不再改变，测量病毒大小的单位是 nm，主要方法是在电子显微镜下直接测定，也可利用过滤的方法测定病毒粒子的大小。不同病毒间大小差异很大。最小的如植物的连体病毒（Geminiviruses）直径仅 18~20 nm，最大的动物痘病毒（Poxviruses）大小达 300~450 nm×170~260 nm，最长的如丝状病毒科（Filoviridae）病毒粒子大小为 80 nm×790~14 000 nm。

选择前者。蒂明对自己的结果做了进一步的解释，他认为当 RSV 病毒侵入到细胞后先以自身的遗传物质 RNA 为模板合成一段"DNA 中间体"（又被称为前病毒，provirus），这个 DNA 中间体再整合到细胞的 DNA 上，从而永久地改变感染细胞的遗传特性。遗传信息真的可以从 RNA 反向传递到 DNA 吗？蒂明在此后的十年时间里坚持用实验寻找 RNA 反向传递到 DNA 的证据，并且在各种学术会议上宣传自己的观点。然而，蒂明的观点不仅没有被当时的科学家们所接受，反而还受到他们的冷嘲热讽。然而，蒂明并没有因此而放弃。他知道，要证明他的理论，关键是要寻找到能以 RNA 为模板的一种 DNA 聚合酶。1969 年，一位日本学者里子水谷来到蒂明所在的实验室，里子水谷是一位非常擅长实验的年轻科学家。在里子水谷的帮助下，他们设计了一个非常巧妙的实验证实了的确存在有一种酶，可以以 RNA 为模板，反向合成 DNA，这种酶就叫做"反转录酶"（reverse transcriptase）。与此同时，麻省理工学院的巴尔的摩（David Baltimore，1938—）也证明了反转录酶的存在。RNA 到 DNA 的反转录现象迅速被科学界所接受，反转录现象的发现，是分子生物学理论上的一个改变观念的重大突破，它修正了"中心法则"，对分子生物学的发展起到了重大的推动作用。1975 年，蒂明、巴尔的摩以及杜尔贝科一起分享了诺贝尔医学及生理学奖。

当蒂明和巴尔的摩站在斯德哥尔摩的诺贝尔领奖台上时，美国加州大学洛杉矶分校的一个 34 岁的年轻病毒学家毕晓普（John Michael Bishop，

病毒学家毕晓普

毕晓普为美国微生物学家，因与 H.E. 瓦尔穆斯一起阐明癌症起源的机理而共获 1989 年诺贝尔生理学或医学奖。1936 年 2 月 22 日，他生于美国宾夕法尼亚州约克，青年时期对人文学科（尤其是历史）及自然科学均感兴趣，后入哈佛大学医学院，学习期间将主要精力用于搞研究。1962 年获医学博士学位，曾在马萨诸塞综合医院从事 2 年内科临床，后到国立卫生研究院研究病毒。1968 年后他在旧金山加利福尼亚大学医学院任职，从事教学及研究，20 世纪 70 年代中期与瓦尔穆斯等合作，用已知可致鸡肿瘤的劳斯病毒做动物实验，发现正常细胞中控制生长及分裂的基因可在外源病毒作用下转变成癌基因，病毒再侵入健康细胞则可将该基因插入健康细胞的基因中，并致异常生长。后又证明，正常细胞中的上述基因也可经化学致癌物的作用变成癌基因。从而否定以前的看法：癌基因必然源自病毒。毕晓普兴趣广泛，读书甚多，喜爱写作。

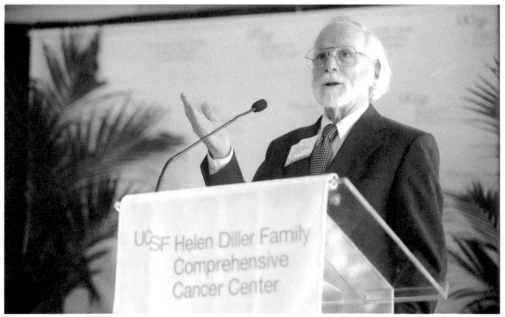

※ 病毒学家毕晓普

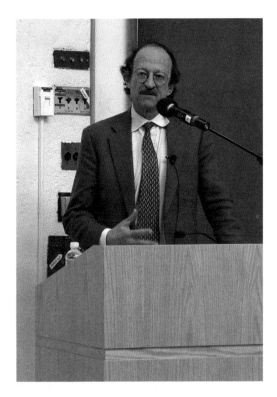

※ 哈罗德·瓦尔穆斯 1989 年诺贝尔生理学或医学奖得主，现为美国国家卫生研究院（NIH）院长、奥巴马的科学顾问

1936—）却懊恼不已。为什么呢？据毕晓普讲，早在 1969 年的时候，他就意识到蒂明的反转录理论可能是正确的，并且也进行部分实验，但是在一位资深的同行规劝后，他放弃了这一领域的研究。"反转录酶的发现好像给了我当头一棒。自然界的一个大秘密本来有可能由我来揭示，但我却与之失之交臂。"所幸的是，毕晓普并没有一味地沉浸在懊悔与惋惜之中，他清醒地认识到，RSV 病毒的故事还不算完结。虽然反转录酶的发现解释了 RSV 这一类 RNA 病毒在细胞内的复制方式，但是 RSV 的致癌机理依旧是一个谜。"我为我的失败而难过，但我又很兴奋。因为反转录酶的发现为反转录病毒致癌的研究提供了一条新途径。"毕晓普和他的同事瓦尔默斯（Harold Elliot Varmus，1939—）因为发现原癌基因创立了癌症的发生机理，于 1989 年登上科学的最高领奖台：诺贝尔奖。

让我们一起来重温一下毕晓普和瓦尔穆斯的诺贝尔奖之路吧。他们两个人要力图搞清楚的问题就是 RSV 病毒在侵入细胞后的生长情况，尤其是，RSV 病毒是如何将这些细胞从正常细胞"策反"变成癌细胞的？1970 年时，已经有人从 RSV 病毒中分离出一个基因 SRC（音为"萨克"）基因。所有的证据都显示，当 SRC 基因通过一个传染的 RSV 病毒颗粒进入到细胞后，它就吹响了冲锋号，驱使细胞以及其后代细胞不生不息地生长。1975 年，毕晓普与瓦尔默斯在这个基础上，做了一个有趣的实验。他们首先先把含有 SRC 基因的 RSV 病毒进行处理，处理的目的就是去除掉病毒中的 SRC 基因。然后再把这个已经不含 SRC 基因的病毒注射到鸡的体内，结果，鸡还是会长肉瘤。随后，他们再从这些肉瘤细胞中分离出病毒颗粒来，对这些病毒颗粒进行检测时发现了一个奇怪的现象：这些病毒都含有 SRC 基因。问题来了，这些 SRC 基因从何而来？毕晓普与瓦尔穆尔的研究小组当时拥有一项技术，就是可以在病毒以及细胞中"侦查"SRC 基因。有了这样的技术傍身，他们很快挖掘到一个最意想不到的"宝藏"：他们在正常的鸡细胞中也发现了 SRC 基因！他们还证实到了基因的偷窃现象的存在。于是，他们设想，SRC 基因本来是一个很正常的鸡体内的基因，它在鸡的细胞生长的某些正常领域发挥作用，

※

病毒会腐蚀基因，使一个正常的基因被改造成一个致癌因子

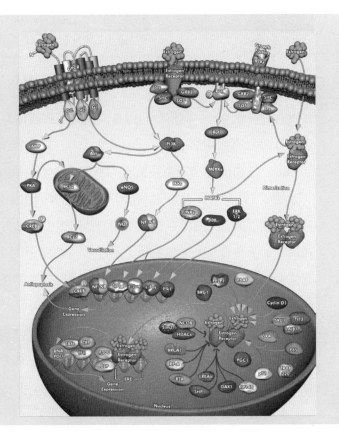

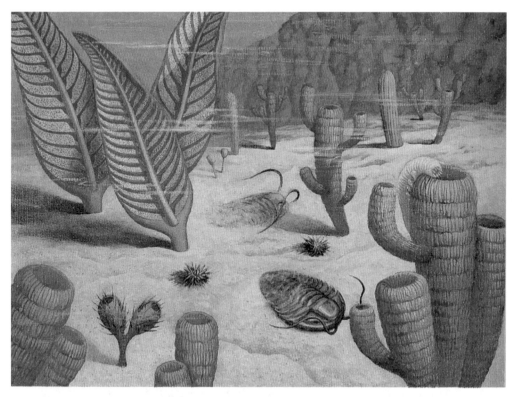

※　6亿年前的海洋生物　那时候，生物体已经广泛拥有了 SRC 基因

并没有卷入癌变的"泥沼"。但是，通过某些遗传事件，原本没有 SRC 基因的 RSV 病毒将 SRC 基因偷窃了过去，整合在了自己的病毒基因组里，于是，病毒"腐蚀"了 SRC，将 SRC 基因改头换面，一个正常的细胞基因被再造成一个致癌因子。

随后，就有研究者发现，在所有鸟类的基因组中都至少有一个正常的 SRC 基因。后来，在包括人类的所有脊椎动物的基因组中，也发现了 SRC 基因。甚至包括果蝇在内的远缘动物身上也都发现了正常的 SRC 基因的一个变体（也是正常的，并非引起癌变）。这也就是说，SRC 基因是所有脊椎动物正常遗传体系的一部分，如此广泛地存在于动物的基因组内，这就意味着，在 6 亿年前，所有这些生物的共同祖先已经拥有了 SRC 基因的某个变体。后代的生物体之所以还保留着这个基因，无外乎是因为它在机体内扮演者不可或缺的重要作用。如果不是因为这样，在生物进化的过程中，至少某一些生物体会"抛弃"了它。

瓦尔穆斯和毕晓普将 SRC 基因的常规形式（也就是存在于正常细胞中的 SRC

基因形式）称为原癌基因（proto-oncogene）。他们的这样的命名，是想说明，在鸡乃至人类的基因组中都至少隐藏着一个潜在的致癌因子。这也意味着，正常的细胞潜藏着癌变的基础。

根据毕晓普和瓦尔穆斯的癌基因理论，每一个正常的细胞都带有能导致自己发生癌变的基因。在正常情况下，这些基因在控制细胞增殖、分化中起重要作用，一旦由于各种原因（例如病毒感染，化学致癌物的作用等）导致基因发生突变的话，它们则可以引发癌变。这也就是说，细胞癌变的根本原因并不是因为病毒，也不是因为其他的致癌因素，而是源自于存在细胞自身的基因中。

人人体内皆有原癌基因与抑癌基因

现在医学认为，人人体内都有原癌基因，绝对不是人人体内都有癌细胞。原癌基因主管细胞分裂、增殖，人的生长需要它。为了"管束"它，人体里还有抑癌基因。平时，原癌基因和抑癌基因维持着平衡，但在致癌因素作用下，原癌基因的力量会变大，而抑癌基因却变得较弱。因此，致癌因素是启动癌细胞生长的"钥匙"，主要包括精神因素、遗传因素、生活方式、某些化学物质等。多把"钥匙"一起用，才能启动"癌症程序"；"钥匙"越多，启动机会越大。目前我们还无法破解所有"钥匙"，因此我们还无法攻克癌症。

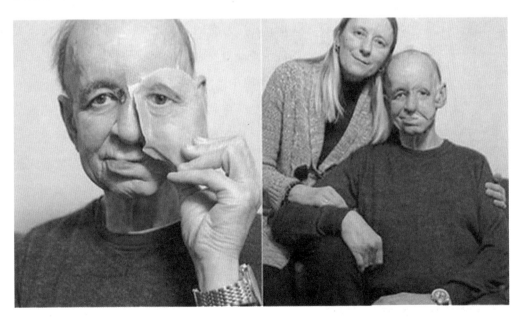

※　每个人体内都有原癌基因与抑癌基因

健康生活预防癌症

专家指出：及早采取科学的防治措施，有 1/3 的癌症可以预防。

一、改善饮食结构，养成良好的生活习惯。

1. 不吃烧焦的和油炸的食物。尤其是蛋白质被烧焦后含很多致癌物质，高热量、高脂饮食与癌症发病率有关。

2. 不酗酒。过量饮酒对肝脏有严重损害。

3. 不吸烟，因为烟中含有苯芘致癌物质。

4. 少食腌制品，因为腌制品中有致癌物亚硝酸铵。

5. 多吃粗纤维性食物，补充适当维生素，多吃水果和新鲜蔬菜，使大便次数增多，让有害物质在肠内停留时间缩短。

6. 不吃霉变食物，特别是发霉的花生（米）、豆类等。发霉的花生（米）、豆类中含有致癌物质黄曲霉。

7. 避免过度疲劳，使人的自身免疫功能下降。

8. 保持卫生清洁，适当增加运动量。

二、积极治疗癌前期疾病，注意日常保健，并给身体定期进行检查。

三、保持良好愉快的情绪，性格开朗，心态平和，在生活中会自寻乐趣。

因此，在 20 世纪 70 年代中期的几年中，解开癌症之谜出现了曙光。反转录酶病毒之所以能拥有如此高的本领，是因为它们在宿主细胞的基因堆里翻天覆地的折腾中，碰巧，有了意外的收获——原癌基因。从 1911 年劳斯首次分离得到 RSV 病毒开始一直到毕晓普和瓦尔穆斯发现原癌基因确立癌基因理论，半个多世纪以来，人们围绕着这样一个小小的病毒，一点点解开了癌症之谜，而这样一个小小的病毒，也带来了 3 个诺贝尔奖。

■ HIV 病毒引发的免疫系统崩溃

在 20 世纪 70 年代末，美国纽约和旧金山的医生们被一些奇怪的病症所困扰。他们都碰到一些不寻常的真菌感染病例和一种被称为卡波西（Kaposi）肉瘤的罕见癌症。到了 80 年代，美国佐治亚州亚特兰大的疾病预防与控制中心（简称为疾控中心）的一位研究人员福特（Sandra Ford）发现有大量卡氏肺囊虫肺炎的病例出现。这是一种比较罕见的肺炎，一般只会出现在免疫系统衰竭的病人身上，并且，以往大多数病人的患病原因都是因为进行了癌症化疗后所出现的副作用引起的，但是这次的现象却比较奇怪。卡氏肺囊虫肺炎患者中并没有做过任何癌症化疗，甚至可以说是健康的人群（如果忽视掉他们现在所患的这种罕见肺炎的话）。这一现象引起了疾控中心的重视，他们开始进一步关注这些罕见的现象。结果，他们找到了大约 500 个曾经报道过的神秘疾病的事例——这些受害人都因为免疫系统被破坏，而备受折磨。随着对这些受害人的深入调查，疾控中心的研究者们发现，最早知道的病例中，大约 4/5 的人都是同性恋男子或者双性恋男子，于是，研究者们将这一疾病叫做与同性恋有关的免疫失调。但是这一命名很快被改为"获得性免疫缺陷综合征"（Acquired Immune Deficiency Syndrome），简称为"艾滋病"（AIDS）。在 20 世纪 80 年代初，这个现在早已经被大众所知晓的疾病相对还是很隐蔽。即便这样，1982 年底，美国 30 个州已经报告了大约 800 例这样的病例。1985 年 8 月，根据新闻透露，美国著名的电影明星哈德森（Rock Hudson，1925—1985）就是因为感染艾滋病而辞世。一瞬间，原本潜伏在水底的艾滋病浮出水面，变得街知巷闻，人们谈虎色变。很快研究人员就澄清，这种病症并不只限于男性同性恋者。到了 1992 年，一些南北美洲、西欧和撒哈拉大沙漠以南的非洲地区的育龄妇女（是指年龄在 20~40 岁）感染艾滋病。不仅如此，还有研究者发现患有艾滋病的女性所生的婴儿中有 24%~33% 会患有艾滋病。

　　问题的紧迫性最终得到公认，人们也已经认识到艾滋病是一种传染病。是什么

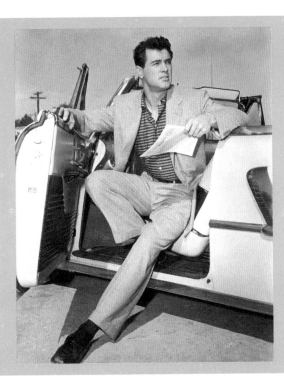

※

美国已故影星哈德森就是死于艾滋病

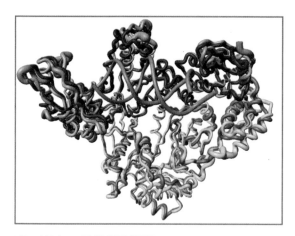

※　HIV - 1 反转录酶模型

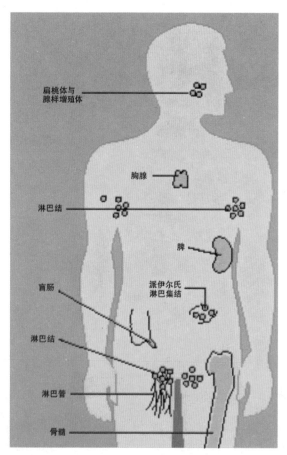

扁桃体与
腺样增殖体

胸腺

淋巴结

脾

盲肠

派伊尔氏
淋巴集结

淋巴结

淋巴管

骨髓

※　人体免疫系统

原因引起了艾滋病呢？它又是怎样传播的呢？有没有办法治愈它呢？早在 1983 年时，法国巴斯得研究所的蒙塔尼亚（Luc Montagnier, 1932—）和美国健康研究中心的伽罗（Robert Gallo, 1937— ）分别发现，引起艾滋病的元凶是一种"人类免疫缺陷病毒"（Human Immune-deficiency Virus, HIV）。

在我们深入了解艾滋病以及 HIV 病毒之前，我们先来关注一下我们人体的安全卫士：免疫系统。

在我们人体内存在着一个保卫我们生命安全、抵御"外来"（病原菌）侵略的免疫系统。人体的免疫系统就像一只精密的军队，24 小时昼夜不停地保障我们的健康。这可是个了不起的杰作！在任何的一秒钟内，免疫系统都在精密地调派、协调不计其数的、各司其职的免疫"警卫队"来从事复杂而又艰巨的任务。它不仅时刻保护着我们免受外来入侵物的危害，同时还要监视体内细胞癌变的威胁。不敢想象，如果我们没有免疫系统的保护，我们会脆弱到哪一种程度，"泡沫男孩"佐海布的故事就是一个很好的证明。

2006 年，在英国兰开夏郡尼尔森市诞生了一个可爱的男婴佐海布，可是，佐海布的父母却不能像别的父母亲吻自己孩子那样去亲吻他，因为，佐海布天生没有免疫系统。他只能生活在一个消毒无菌的透明"塑料隔离罩"中。佐海布的爸爸还有他四岁的小哥哥只能透过"塑料泡"看着他，而无

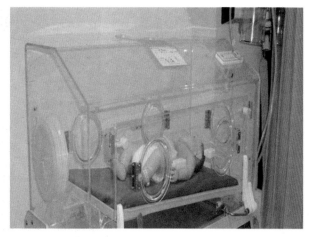

※　婴儿隔离室

法张开双手对他拥抱。而佐海布的妈妈路克萨娜也只能在经过严格的杀菌消毒处理后，才可以抱着他给他喂奶。没有免疫系统的佐海布比其他婴孩更脆弱，一个普通人的拥抱也会给他带来致命的细菌，甚至一个充满疼爱的吻都有可能成为"死亡之吻"。"免疫缺乏症"是一种遗传基因疾病，唯一的治疗方法就是进行骨髓移植。事实上，佐海布的 4 岁哥哥哈米德生下来时也患有过这种疾病，但在接受来自母亲的骨髓移植后，目前已经痊愈。

既然免疫系统如此重要，那么，它是如何来保护我们人体免受外来病菌的伤害

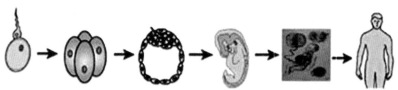

干细胞——祖宗细胞、起源细胞

受精卵　胚胎（第5~7天）　胚胎　　胎组织　　胎盘/脐带组织　成人

全能干细胞　　　　亚全能干细胞、多能干细胞　全能干细胞、专能干细胞

脐带血
专能干细胞

认识干细胞

干细胞（stem cells）是一类具有自我复制能力的多潜能细胞。它能在一定条件下，分化成多种功能的细胞。根据干细胞所处的发育阶段，我们可以把干细胞分为胚胎干细胞（embryonic stem cell）和成体干细胞（somatyic stem cell）。在胚胎的发育过程中，单个受精卵可以分裂发育成多细胞的组织或器官。在成年动物中，正常的生理代谢或病理损伤也会引起组织或器官的修复再生。胚胎的分化和成年组织的再生是干细胞进一步分化的结果。

根据干细胞的分化潜能，我们可以把干细胞分为三类：全能干细胞（totipotent stem cell）、多能干细胞（pluripotent stem cell）和单能干细胞（umipotent stem cell）。从这三类干细胞的名字我们就可以知道，全能干细胞就是指可以分化成所有细胞类型的干细胞。胚胎干细胞的发育等级比较高，它就属于全能干细胞。多能干细胞只能分化成特定组织或器官等特定族群的细胞，例如血细胞（包括红血细胞，白血细胞以及血小板）；单能干细胞只能产生一种细胞类型。成体干细胞的发育等级比较低，它们是多能或者单能干细胞。

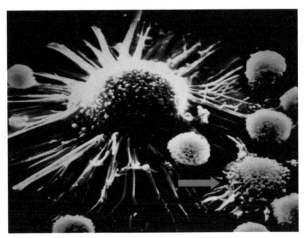

※　T 细胞在吞噬病菌

的呢？

我们人体内的这个坚固的"防御长城"的主要成员就是淋巴细胞。它能使免疫系统具有识别和记忆能力。淋巴细胞通过血液循环和淋巴循环周游我们全身上下，从一个淋巴器官或者淋巴组织巡逻到另一处，把分散在各处的淋巴器官和淋巴组织连成一个功能整体。淋巴细胞这只精锐部队中的骨干分子则是胸腺依赖淋巴细胞（Thymus dependent lymphocyte），或者，我们可以亲切地称呼它们的"昵称"：T 细胞。

T 细胞来源于我们的骨髓多能干细胞。骨髓中的一部分多能干细胞被调配到胸腺里，在胸腺激素的作用下，慢慢成熟，成为具有免疫活性的 T 细胞。成熟的 T 细胞随着血液循环再一次迁移到外周的免疫器官中定居，并且可以在人体内进行循环，发挥它防御保护我们机体的作用。T 细胞在我们身体里巡逻的过程中会接触到各种不同的抗原物质，具有良好记忆的

T 细胞就会牢牢记住这些抗原物质的长相，如果下次再遇到它们，就会杀无赦。这就好像我们人类社会的罪犯记录库一样，一个人犯了罪，公安部门就会将这个人的所有信息记录好，储存起来。一旦有人报案，描述了犯罪分子的信息，警察就可以从罪犯记录库中调出类似的信息，缩小嫌疑人的范围，最终达到将不法分子绳之以法的目的。

了解了我们人体的免疫系统后，我们再回头看看艾滋病病毒。从艾滋病以及艾滋病病毒的"学名"（获得性免疫缺陷综合征，人类免疫缺陷病毒）中我们不难猜到，艾滋病病毒主要就是攻击我们人体的免疫系统。是的，HIV 病毒本身并不会引发各种疾病，但是它会对我们人体的免疫系统，尤其是 T 细胞，进行猛烈地攻击。HIV 病毒进入到人体后，首先依附到 T 细胞上一个特殊的接收器上，然后使自己的遗传物质钻入到 T 细胞内，让它在里面进行复制，最后杀死细胞。HIV 病毒最喜欢的细胞就是一个叫做 CD4 T 的细胞。CD4 T 细胞是 T 细胞家族中的重要成员，它可以识别血液中外来的攻击者，帮助免疫系统中的其他细胞产生抗体，以及辅助产生一种叫做效应 T 细胞（T 细胞的一种，具有释放出免疫活性物质——淋巴因子的

抗体与抗原

抗原（Antigen, Ag）是被我们人体免疫系统当做异物，从而引起免疫反应的一类分子。抗原具有两个基本的能力，它能够刺激生物体形成特异的抗体，还能够与由它所产生的抗体发生特异性反应。最常见的抗原分子是大分子蛋白质。抗原入侵到机体内后，一旦被识别，免疫系统就会对应产生抗体，同时免疫细胞会扩增并且分化，启动机体的免疫反应来清除这个外来侵害者。在人体细胞的细胞膜上，也有抗原分子。每个人的抗原分子都不相同，因此，如果将一个人的血液或者器官移植到另一个人身上往往会引发排异反应。因此，在输血或者做器官移植之前，必须要进行试验，看看会不会引起免疫反应。

抗体（Antibody）是我们机体在抗原物质的刺激下，免疫系统用来鉴别和抑制外源物质的一种蛋白质复合体。每种抗体只能识别特定的目标抗原。

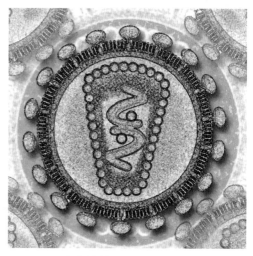

※ HIV 病毒结构

HIV 病毒

　　HIV病毒是一种RNA病毒，呈圆球状。HIV病毒颗粒直径大约有 100~140 nm，其外包裹着以类膜为主的包膜，在包膜上面还镶嵌着许多糖蛋白。在病毒颗粒内部，有两条携带着相同遗传信息的RNA和反转录酶。

　　HIV病毒攻击的主要目标是人体免疫系统中最重要的CD4 T淋巴细胞，它会大量吞噬、破坏T4淋巴细胞，从而破坏人体的免疫系统，最终导致免疫系统的崩溃，使人体丧失对于各种疾病的抵抗能力而发病死亡。

功能）的细胞。因此，一旦 HIV 病毒攻击了 CD4 T 细胞，我们的免疫系统既不能产生抗体来对付外来的病毒，也无法产生效应 T 细胞。也可以说，我们防御的精锐部队元气大伤。

　　当 HIV 病毒进入人体后，病毒的蛋白质外壳上的糖蛋白会识别 CD4 T 淋巴细胞表面的受体并且与之结合，接着，HIV 病毒的基因组（对于 HIV 病毒来说是 RNA）进入到 CD4 T 淋巴细胞内。与此同时，病毒的蛋白质外壳会被降解。在被感染的 T 细胞内部，在反转录酶的作用下，以 HIV 病毒的 RNA 为模板，反转录酶合成一条单链 DNA。随后，在以这个新合成的单链 DNA 为模板，合成与之互补配对的另一条 DNA。这样就

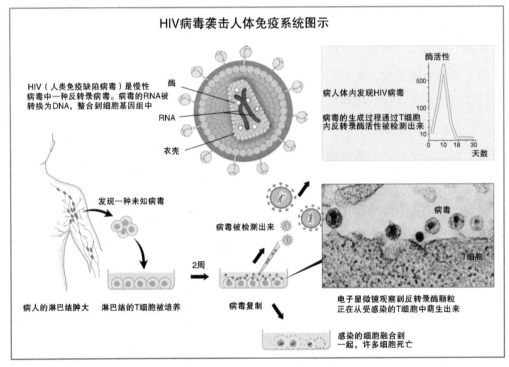

※　HIV 病毒袭击人体免疫系统图示

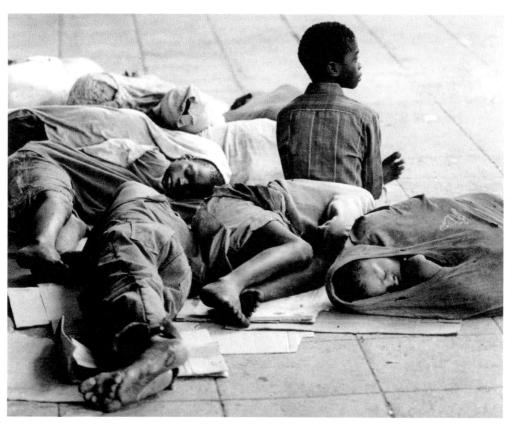

※ 在贫困与死亡线挣扎的艾滋病患者

产生了一条互补配对的双链 DNA，这个双链 DNA 片段进入到细胞核内，与宿主细胞（病毒攻击的细胞成为宿主细胞，在这里就是指 CD4 T 细胞）的染色体基因组整合在一起，成为前病毒 DNA，感染进入潜伏期。当被感染的细胞被激活时，前病毒 DNA 便开始转录生成新的 RNA 片段，同时合成新的病毒蛋白质外壳。在宿主细胞中，新合成的 RNA、反转录酶与病毒蛋白质外壳包装成新的病毒颗粒，然后它们杀死宿主细胞，并将新合成的病毒从宿主细胞中释放出来，去攻击其他的 CD4 T 细胞。

世界艾滋病日

自从 1981 年在美国发现首例艾滋病病例后，艾滋病在全球范围内迅速蔓延，逐渐成为全球关注的重要公共卫生和社会热点问题。为了提高人们对于艾滋病危害的认识，世界卫生组织（World Health Organization）在 1988 年 1 月将每年 12 月 1 日定为世界艾滋病日（World AIDS Day），号召世界各国在这一天举办各种活动，宣传和普及预防艾滋病的知识。

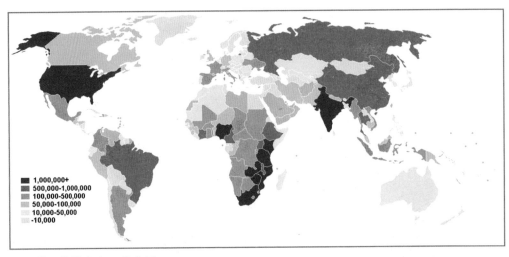

1,000,000+
500,000-1,000,000
100,000-500,000
50,000-100,000
10,000-50,000
-10,000

※　世界艾滋病人口分布图

感染了艾滋病病毒后，死亡并不会即刻到来，事实上，从感染病毒到发展成为艾滋病可能要经过数年或者更长时间。但是，一旦艾滋病发作，患者将不可避免地走向同一个结局：由于免疫系统被破坏，人就很容易生病，哪怕就是一个小小的感冒都有可能是生命走向终点的导火索。1981—1991年这十年间，美国大约19万的艾滋病患者中，12万人斗争不过病魔，最终死亡。

是什么原因让艾滋病病毒有如此不寻常的致死率？在与艾滋病病毒较量的这近三十年时间里，我们似乎没有占到多少便宜，究其原因，除了因为它直接攻击了我们人体的防御系统外，艾滋病病毒很善于"伪装"自己。它通过改变自己身体的一部分特征，使得免疫系统中的T细胞无法识别，再次见到，也只当作是一个陌生病毒。

HIV病毒的传播途径主要是依靠性传播和血液传播。也可由患艾滋病的母亲的胎盘、乳汁等传播给胎儿或者婴儿。尽管艾滋病病毒"见缝就钻"，但是，HIV病毒在体外环境下非常脆弱，很容易被杀死。它们只能在血液和体液中活的细胞内存活，不能在空气、水、食物中存活。离开了血液和体液，它们就会"寿终正寝"。在液体中的HIV病毒加热到56℃，10分钟即可灭活；在37℃时，用70%的酒精也可以杀死HIV病毒。所以，一般的接触并不能传染艾滋病。与艾滋病患者共同进餐、握手等都不会感传染艾滋病。另外，艾滋病病毒不能在蚊虫体内存活，因此，也不用担心通过蚊虫叮咬而被传染。

自从首例艾滋病患者发现到现在，将近 30 年的时间里，人们在这场世纪瘟疫的面前，付出过代价，但也取得了长足的进步。虽然目前没有一个确切的能够治愈艾滋病的方案，但是，为了能够战胜艾滋病，科学家们进行了不懈的努力。1996 年美籍华人何大一教授发明的由多种反转录酶抑制剂和蛋白酶抑制剂组成的联合疗法（俗称为"鸡尾酒疗法"），有效地延长了患者的生命。科学家也在为艾滋病疫苗的问世而做着不懈的努力。如何能够尽早地发现和设计更有效地治愈艾滋病的药物以及治疗方法，彻底战胜 HIV 病毒，这是摆在现代科学家面前的一大挑战。

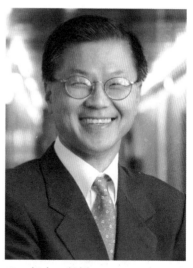

※　何大一教授

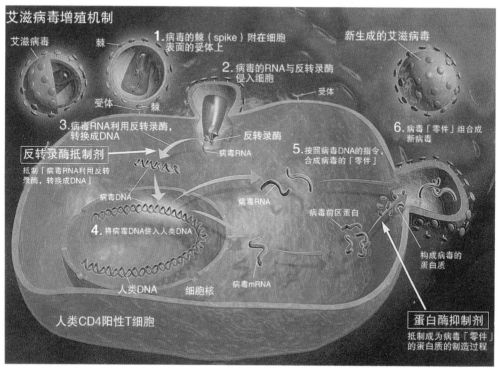

※　鸡尾酒疗法示意图

长寿的奥秘 >>

QIANGSHOU DE AOMI

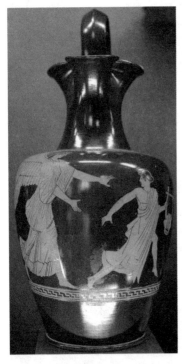

※ 古希腊陶画再现黎明女神在追求提托诺斯

在古希腊神话中，黎明女神曾请求宙斯，赐予她情人提托诺斯长生不死，但是，她犯了一个大错，忘了加上"永葆青春"，结果，提托诺斯虽然长生不死，但是变得暮气沉沉，衰老不堪。最后，提托诺斯请求死神为他减轻痛苦。

生命短暂，我们对此都深有体会。出生，成长到盛年，然后衰老，死去，这就是生命的过程。生老病死，这是自然的规律，但是，人总是不满足，期待着可以永葆青春，长生不老。纵观历史长河，不论中外，历代皇帝，都希望能永恒掌握着至上的权力，因此他们穷尽各种方法来保持青春，以期能达到长生不老。作为现代人的我们，虽然我们的平均寿命比起古时有了大幅的增加，但是，追求长寿和永葆年轻的美好愿望却从未停止。毕竟，加诸在人类身上的真正咒语并非是死亡本身，而是衰老。

提托诺斯

提托诺斯（Tithonus）是希腊传说中的人物，特洛伊王俄墨冬的儿子。因为长得英俊，黎明女神厄俄斯爱上了他，就请求宙斯使提托诺斯长生不死，但却忘记要求丈夫青春永驻。结果，随着岁月的流逝，年龄的增长，提托诺斯逐渐萎缩成一个小老头，干瘪丑陋，软弱无力如婴孩，直至变得像昆虫一样小，只有他的呻吟声清晰可闻。高龄使提托诺斯痛苦不堪，却欲死无门。

然而，衰老的脚步却没有停止，死亡总会不期而至。

在日新月异的科技时代，那些曾经被我们打上"死神"标签的疾病，相继都被科学家们找到了"破解"的办法，然而，单单医学的进步我们就能大幅度地延长人类的寿命，最终实现长生不老吗？微生物学家伦纳德·海弗利克（Leonard Hayflick，1928—）并不这么认为，他警告说，即便消灭了所有的疾病，死神仍然会不期而至。

尽管如此，大幅延长人类寿命却是有可能的。如果想大幅延长人类的寿命，揭开衰老之谜将是至关重要的。

每一辆汽车在从展览大厅开出去的时候，都是闪闪发亮的，但在一段时间之后，它的颜色开始变得灰暗，车身也是锈迹斑斑，这就是衰老。和汽车一样，人类也会无可避免地衰老。

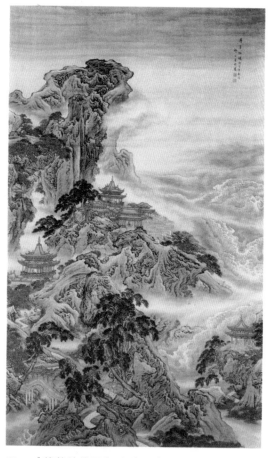

※　《蓬莱仙境图》（清·袁耀）。自古以来，蓬莱仙岛就是人们心目中的神仙居所，传说秦始皇就曾派人到此寻找长生不老之药

随着年龄的不断增长，我们的皮肤不再水嫩，骨骼和肌肉也没青年时期那样强壮有力。伤口愈合的速度减慢了，免疫系统变得脆弱，使我们很容易患上和衰老有关的疾病。

在阻击衰老的战争中，人们可以说是不遗余力。2000 年，美国仅抗衰老产品这一项，销售额就高达 44 亿美元。随着科技的进步，在人们和时间作斗争的过程中，臀部、胸部、大腿、脸部都统统可以进行一番改造。像王尔德（Oscar Wilde，1854—1900）小说《道林·格雷的画像》（*The Picture of Dorian Gray*）中的主人公道林·格雷那样，我们也可以把衰老的外表掩饰起来，阁楼上也不会有画像揭露我

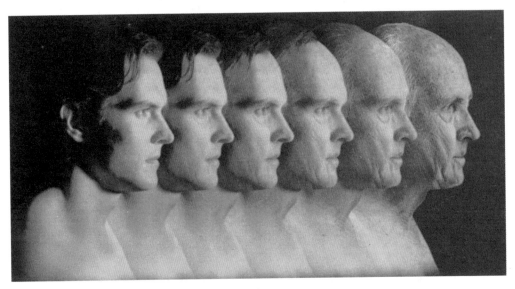

※　衰老首先写在脸上，那是岁月在人们脸上刻下的皱纹

《道林·格雷的画像》

天生漂亮异常的道林格雷因见了画家霍华德给他画的真人一样大的肖像，发现了自己惊人的美，又听信了亨利爵士的吹嘘，开始为自己韶华易逝，美貌难久感到痛苦，表示希望那幅肖像能代替自己承担岁月和心灵的负担，而让自己永远保持青春貌美。他的这个想入非非的愿望后来却莫名其妙地实现了。他开始挥霍自己的罪恶，最后这幅肖像却成为了记录恶行的证据，他因肖像而生也因肖像而死。《道林·格雷的画像》具有很强的唯美倾向，不但文辞绚丽，意象新颖，有许多带有王尔德特色的俏皮话，幽默、似非而是之论，矛盾诡辩之辞。虽有时给人堆砌之感，内容却相当独特，值得耐心细读。

们走向衰老的真相，但身体内部会有个真实的写照。

每个人都关心自己的形象，关心最新的抗皱霜、化妆品和眼部整形手术。然而，几乎绝大多数人关心的其实只是外表的衰老，几乎从未留意内在的衰老，但要知道，内在的衰老可能是缩短寿命最可恶的因素。如果早期没有发现疾病的微小征兆，或者说没有出现疾病的症状或迹象，很明显，我们会任其发展下去，直到有一天大祸临头。我们的内脏器官会随着时间而一步一步走向衰老，但这个过程我们看不见。

当我们普通人关注衰老带来的外在影响时，科学家们却更愿意去探讨衰老的内在机制。但是，为什么岁数越大的人就越容易感染疾病呢？随着老年阶段的来临，人的身体到底发生了什么样的变化？人体由数万亿细胞构成，这些生命积木是怎样衰老的呢？为我们揭开冰山一角的是美国加利福尼亚大学洛杉矶分校解剖学教授伦纳德·海弗利克。在 20 世纪 60 年代早期的美国，肯承认他们在做有关衰老研究的人仅有 6 个，大家都对这个领域讳莫如深，非议很多。承认自己在做这个方面的研究无疑是一种自毁前程的行为。海弗利克教授却在这个时候进入这一领域，进行研究，连他都自己认为这是一个冒险的行为。然而，幸运女神却垂青于他。

在 20 世纪上半叶，众多科学家们都认为，实验室培养的人类细胞可以进行无限的分裂，并且由此推断，人类是能够长生不老的。这

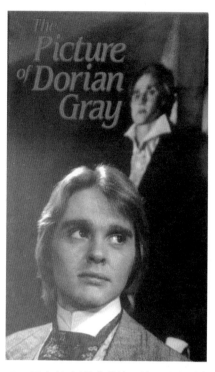

※ 王尔德小说《道林·格雷的画像》

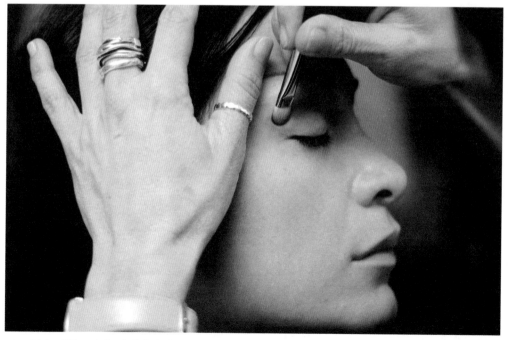

※ 很多时候，人们对外表衰老的关注超过了对内在衰老的关注

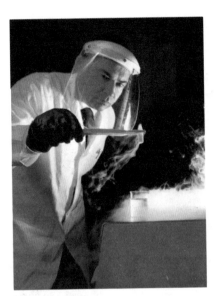

※ 微生物学家伦纳德·海弗利克

细胞衰老

　　指细胞在正常环境条件下发生的功能减退，逐渐趋向死亡的现象。衰老是生物界的普遍规律，细胞作为生物有机体的基本单位，也在不断地新生和衰老死亡。高等动物体细胞都有最大分裂次数，细胞分裂一旦达到这一次数就要死亡。各种动物的细胞最大分裂数各不相同，人的细胞最大分裂数为 50~60 次。一般说来，细胞最大分裂数与动物的平均寿命成正比。细胞衰老时会出现水分减少、老年色素——脂褐色素累积、酶活性降低、代谢速率变慢等一系列变化。关于细胞衰老，目前已有不少假说，主要包括遗传因素说、细胞损伤学说、生物大分子衰老学说等，但都不能圆满地解决问题。

也就意味着，一定是身体的内在约束机制使人体产生了衰老现象。但在 1961 年，海弗利克教授彻底颠覆了科学界对细胞衰老的理解。在一次与研究衰老毫无关系的实验中，他有了意外的发现。在培养各种不同来源的正常人体细胞期间，特别是在培养人体胚胎细胞期间，他发现，仅仅经过几代分裂，这些胚胎细胞就死亡了。这和海弗利克教授在书本上学到的知识产生了矛盾。当这一结果让科学界的元老们知道后，他们告诉海弗利克教授："你们搞错了！"海弗利克教授也十分担心自己的实验结果是一个错误。然而，经过反复多次的实验以及其他科学家的类似实验的证实，他们并没有出错。人类细胞最多经过 50 代分裂之后就会停下来，这就是后来有名的"海弗利克极限"（Hayflick limit）。如果把不同分裂程度上的细胞放到冷冻器里，几个月或几年后拿出来解冻，你就会发现，这些细胞有着惊人的记忆力。它们记得被冷冻起来时所处的分裂程度，一旦被解冻，它们就会在原来基础上继续分裂下去。冷冻前和冷冻后分裂的总次数一定是 50。这意味着，人体一定有一种计数机制。海弗利克的发现揭示了人类细胞并非长生不老。

　　人体的细胞里面似乎存在着一个时钟，有开始，有结束。它让细胞的分裂次数有一个上限，在分裂了一定次数之后，细胞就会自然死亡。既然人体的细胞分裂存在一定的限度，那么细胞怎么记住它分裂的多少次呢？海弗利克教授在发现了这个细胞分裂的极限后，还发现这个类似于时钟的机制存在于细胞核中。又过了二十年，科学家们才正式揭开了这个机制的运行奥秘。

原来，在细胞染色体的末端，存在着一种特殊的染色体粒，它们的名字叫做"端粒"。端粒的作用就是保护染色体在分裂过程中免遭磨损。但是细胞每分裂一次，端粒就会随之变短，一旦端粒消失殆尽，染色体便失去保护，细胞就会慢慢死亡。一旦细胞死亡，衰老程序也就随之启动。但是，有一种细胞的染色体端粒却可以一直保持这一固定长度，端粒并不会随着细胞分裂的进行而缩短，这种细胞就是癌细胞。正因为端粒可以保持这样一个固定长度，因此癌细胞可以无限次分裂。就好像时钟走完一圈，我们再把指针拨回原来起点的位置，时钟不记得自己已经走了一个小时，于是一切归零，重新计算。

那么，为什么？为什么只有癌细胞可以无限次的分裂呢？癌细胞之所以可以无限次的分裂，是因为它们拥有一种特殊的酶，这种酶能够使端粒一直维持固定的长度。这种酶被称为"端粒酶"，它能够为染色体末端添加新的 DNA 片段。当癌细胞分裂，端粒变短时，这种酶就会立刻将失去的 DNA 片段补上。

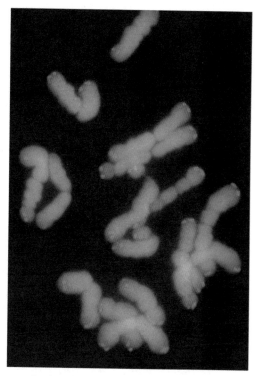

※　细胞染色体端粒（两端红色荧光部分）

科学家打造"化学鼻子"，可嗅出癌细胞

据国外媒体报道，目前科学家正在打造一种"化学鼻子"，这种鼻子可以嗅出不同类型癌症细胞，发现任何不正常的细胞。下一代的癌症诊断技术可能可以依赖这种新发明。2009 年 6 月 23 日美国《国家科学院院刊》（*Proceedings of the National Academy of Sciences*）的一份公报上介绍了这种具有癌症检测功能的电动鼻子。它可以对细胞样本进行处理，并嗅出对人体有害的细胞，就像人的鼻子用气味感受器来检测某些气味一样。目前，这种"化学鼻子"包括三个这样的传感器，研究人员准备添加数百种传感器到这款鼻子中，使它的功能越来越大。

　　癌细胞的这个特性启发了科学家们，他们在想，如果把端粒酶引入到正常的细胞当中，会有什么样有趣的现象呢？这些细胞会获得永生呢还是变异成为癌细胞呢？德克萨斯大学的细胞生物学教授伍德林·莱特以及杰瑞·谢进行了这方面的尝试。他们把癌细胞的端粒酶植入到一个正常的细胞中，结果令人十分振奋。细胞不仅没有排斥端粒酶，而且还将它视为"自己人"，在细胞分裂之后，染色体端粒并没有缩短，还可以保持着原有的长度！他们实验中的细胞已经连续分裂了两年半，而且，细胞的分裂次数也打破了海弗利克极限，达到了五百次左右！莱特教授他们创造出了一种不朽的人体细胞！

　　这个发现表明，人类也许将经历一次巨大的身体革命。通过基因改造，可以使我们更加健康，更加长寿。也许有一天，我们可以将自己身上的衰老细胞取下来，往里面加入点端粒酶，让染色体端粒恢复以往的长度，然后再把细胞放回去，这样，我们就能够延长自己的生命了。这样的实验结果，不仅仅有可能改变人类的衰老速度，也有可能在对抗癌症上找到出路。有一些科学家猜想，既然端粒酶就是控制细胞分裂次数的关键，那么如果把端粒酶从癌细胞中去除，是不是就能抑制癌细胞分裂，停止其扩散呢？通过实验，科学家们得到了如期的效果。端粒酶的研究为治疗癌症提供了全新的途径，也许在不久的将来，我们就能听到人类攻克癌症的喜讯。

　　端粒的磨损和消失就是我们衰老的原因吗？增加端粒酶就可以阻止衰老的步伐吗？不幸的是，答案远非如此简单。海弗利克的重大发现告诉我们，进行分裂的细胞会衰老，但人体还有一些从不分裂的细胞。神经细胞、心脏细胞、肌肉细胞会为我们服务一生，从不需要更新换代，然而，它们也会衰老。对付这种从不分裂的细胞的衰老，不是仅仅往细胞里注入端粒酶就可以解决衰老问题的。实际上，人类的衰老就像一个复杂的拼图游戏，是各种复杂因素导致的。从我们出生的那一刻起，衰老就和我们如影随形，它是我们进化定数的一部分，但加利福尼亚大学生物进化教授迈克尔·罗斯认为，我们将来能操纵它。

　　罗斯教授投入了大量精力，测试人类衰老的进化学基础。罗斯教授认为衰老是因为自然选择在后期对我们不抱希望了。只有在年轻时，我们才健康而有活力，自然选择必须让我们这样，否则我们没有办法应付成长和生育带来的压力。因此，自然选择希望我们年轻时健健康康的，但随着生育次数的增多，由于在一定意义上，我们的生物学重要性在于过去而不是将来，自然选择就放弃了我们。为了验证他的这一假设，罗斯教授利用果蝇来检验自己的理论。果蝇是很多生物学家喜欢用的一种实验动物，因为这些可爱的红眼睛小生灵比较容易得到，而且易于人工操纵，繁殖速度也很快。罗斯教授的实验过程实际就是人工控制果蝇的繁殖。果蝇会在食物上产卵，如果能够一两天或者两三天就把含有卵的盘子撤出来，就能阻止果蝇的繁殖。这样，这些实验中的果蝇就好比生存在一个繁殖困难的环境中，只有最最强壮的果蝇，才能繁殖，为了能够生存，它们的后代也就会带上这种遗传倾向。一般而言，正常的果蝇在出生十四天后就可以进行繁殖，但是罗斯教授的果蝇一般情况下 70 天后才能进行繁殖，而且坚持了十年多。罗斯教授所做的就是改变进化的方式，在这样一种环境压力下，基因在下一代身上表现出来，接着是下下一代，一代接一代，最终的结果是，相对于普通果蝇而言，罗斯教授的这些果蝇的平均

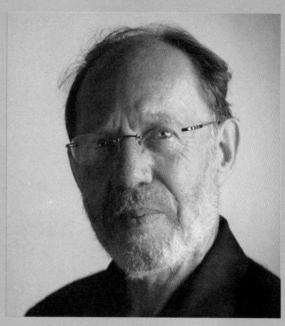

※　迈克尔·罗斯

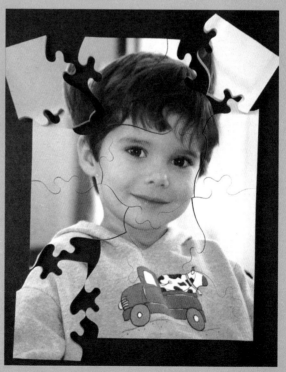

※　人类的衰老就像一个复杂的拼图游戏，是各种复杂因素导致的

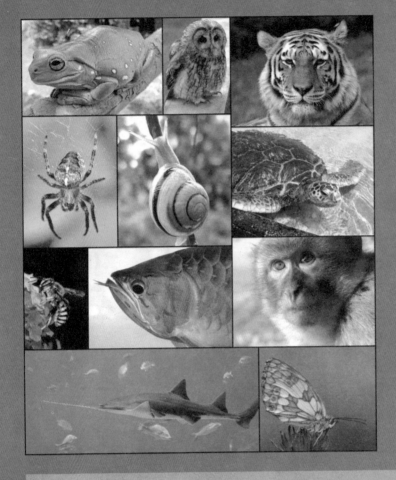

※ 动物界中，大型哺乳类动物生育期普遍要晚于小型动物，其寿命一般也高于小型的动物

世界上繁殖速度最快的昆虫

　　德国小蠊的繁殖能力最强，繁殖速度最快。平均 24~30 天产卵鞘一次，一生可产卵鞘 4~10 个，每个卵鞘含卵 28~52 粒，平均可孵出小虫 40 只，一对小蠊一年可繁殖 4~5 代。德国小蠊对环境的适应能力很强，不怕热、不怕冷、不怕噪声、振动和强光，在冰箱、煤气炉、热水器、电视机、音响、甚至电脑中都可以栖息繁殖。德国小蠊的危害极大，传播病菌能力毫不逊色于苍蝇，并且比后者更为隐蔽。据统计，小蠊能够传播细菌性痢疾、伤寒、肝

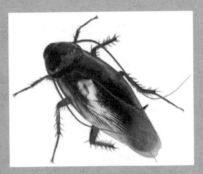

炎等三四十种疾病，其尸体还能导致人体过敏，诱发哮喘等疾病。春夏季节，小蠊爬过的食品还可能引发细菌性食物中毒。此外，其排泄物会使机器短路，它们还会爬到机器内部去啃咬电线，影响电脑、传真机和打印机等的正常使用。

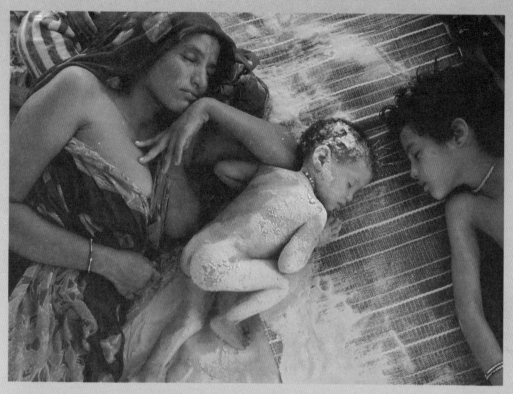

※ 我们人类的生存似乎只是为了繁衍后代，一旦生儿育女成为人类的主要任务，长寿的梦想将退为其次。这似乎是人类进化过程中与基因达成的一种默契

寿命平均延长了一倍。罗斯教授的实验似乎告诉人们，生育繁殖后代的时间越晚，频率越少，生物的寿命越长。真的是这样吗？

　　为了更清楚地了解衰老的原因以及衰老过程，我们必须回过头，看看生命的起源。当有机体演变成多细胞形式时，一场重要的分工发生了。一些细胞分化成了生殖细胞，担负着繁衍后代的任务，另一些则演变成了体细胞，负责身体的其他功能。英国老年学家汤姆·科克伍德教授认为，衰老过程就是早在人类进化当中，基因达成这桩协议的结果。由于把基因遗传给下一代的责任基本上落在了生殖细胞的身上，对于我们称之为体细胞的其他细胞来说，它们就没有必要为延年益寿这种事情劳神费心了。它们要做的就是，一辈子服侍好我们人体就行了，当生命结束时，它们也就可以交差了。在蛮荒时代，体细胞只要够我们度过平均寿命就行了，那个时候，生命短暂，生活充满暴力和血腥。它们没必要管我们活多大岁数这件事。从这个角度来说，我们的生存只是为了繁衍后代，一旦完成了任务，我们基本上就是一具"行尸走肉"了。这听起来让人不免觉得有些沮丧。如果说人类的衰老是因为我们的基因达成了一个协议，把生儿育女放在首位，长命百岁放在其次，如果这个原因成立的话，那么，破译了基因的工作，就为人类控制衰老过程提供了极大的可能性。

根据一辆旧车的行驶里程表以及车的出厂年份，你或多或少能估计出这辆车的性能状况。高负荷驾驶所导致的零件损耗以及使用时间的累积，最终会付出必然的代价。人类的衰老过程是不是也是如此呢？其实不然，因为无生命的机器和有生命的生物体之间有着一个非常重要的区别：生物体系的衰退并非是不可逆的。生物体能够根据其所处的环境做出反应，并且利用自身的能量来进行防卫和修复。曾经，科学家们认为，生物个体一旦成熟。"衰老基因"（aging gene）就开始将该个体导向死亡。现在，越来越多的实验证据让人们达到这样一个普遍的认同：衰老其实是由于身体的正常防卫和修复机制随着时间的流逝而衰退导致的。那么，究竟是什么引起身体的衰老的呢？

我们需要氧气来呼吸，需要氧气来为我们提供能量，但是人体内的氧在代谢过程中，会产生一种名为自由基（插图）的副产物。这种含有不成对电子的原子或者基团极不稳定，喜欢攻击细胞膜、线粒体膜，使线粒体、DNA 受到损伤，最终导致细胞死亡。当我们年轻的时候，细胞能够轻易抵挡自由基的入侵，但随着时间的流逝，细胞逐渐衰弱，我们的身体也会不可避免地衰老，直至死亡。但人类并非不堪一击。通过摄入一些抗氧化剂，如维生素 C、维生素 E，我们就可以减少自由基对身体的损害。

随着科学家们对于生命奥秘的不断探索，揭示寿命之谜也取得了一些可喜的成果。研究者们发现，在生物体里，有一些基因家族与生物体的应激耐受性（指在恶劣环境下机体的防御功能，例如，对高温或食物以及水匮乏的耐受性）有关，这些基因可以加强各个年龄段生物体的自身防御以及修复活性。这些基因通过优化身体的生存机能，最大限度地提高了生物个体度过困境的概率。如果这些基因处于激活状态的时间足够长，那么就能显著地增进生物体的健康，并且延长寿命。这些基因家族就是与衰老基因相对立的长寿基因（longevity gene）。各国的科学家们竞相在这一领域研究，希望能了解更多的关于寿命与基因的关系。科学家们已经在几个物种里找到了控制着寿命长短的基因。这些基因中，既有可以延长寿命的基因，也有能缩短寿命的基因。随着人们对这些基因的不断认识，相信有一天，延年益寿不会只是人类的美好愿望。

　　既然人类的寿命与基因有这么大的关系，那么，带有长寿基因的人不论怎么样生活，是否都会长命百岁呢？实际情况并非如此。目前，不少科学家和医生都同意这样一种观点：在决定寿命的因素中，"偶然"所起的作用要远远大于基因。"偶然"也分先天和后天，前者是指生命形成瞬间的组合以及胚胎期母体的健康状况；而后天则同气候、环境、营养、生活方式、疾病侵袭以及意外事件等因素联系在一起。

　　在第二次世界大战期间，英国伦敦频繁遭受袭击，城市破坏十分严重。身处于这个城市里的每一个人都承受着巨大的心理压力，也许你会认为，当时伦敦的心脏病发病率一定会持续攀升。然而，一位曾经效力于美国政府的学者内森·普瑞提金却发现了一个不一样的事实。在当时，心脏病的发病率不仅没有攀升，反而下降了50%。经过进一

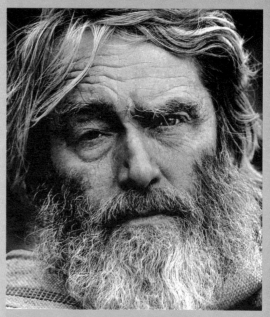

※　衰老其实是由于身体的正常防卫和修复机制随着时间的流逝而衰退导致的

认识自由基

　　自由基，化学上也称为"游离基"，是含有一个不成对电子的原子团。由于原子形成分子时，化学键中电子必须成对出现，因此自由基就到处夺取其他物质的一个电子，使自己形成稳定的物质。在化学中，这种现象称为"氧化"。我们人体内的自由基主要是氧自由基，例如超氧阴离子自由基、羟自由基、脂氧自由基、二氧化氮和一氧化氮自由基。氧自由基遇上过氧化氢、单线态氧和臭氧，通称"活性氧"。体内活性氧自由基具有如免疫和信号传导等功能。但过多的活性氧自由基就会有破坏行为，导致人体正常细胞和组织的损坏，从而引起多种疾病，如心脏病、老年痴呆症、帕金森病和肿瘤。此外，外界环境中的阳光辐射、空气污染、吸烟、农药等都会使人体产生更多活性氧自由基，使核酸突变，这是人类衰老和患病的根源。

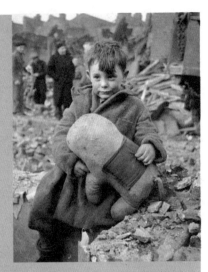

※ 第二次世界大战时期饱受战火冲击的英国伦敦人由于饮食方式和运动方式的改变，心脏病发病率居然大幅下降

步的研究，普瑞提金发现，战时的物资分配对英国人的饮食习惯和运动方式产生了巨大的影响。虽然当时每个人都承受着巨大的心理压力，但是吃的食物却是低脂食品，而不是平时的牛肉、鸡蛋和黄油，外出也不能以车代步，需要靠步行外出。这些都对降低心脏病的发病率有着很大的作用。

来自东方的数据也引起了内森·普瑞提金的兴趣。日本冲绳群岛的居民似乎很少有患心脏病和癌症的。冲绳是世界上99岁以上居民占当地人口比例最高的地区，而冲绳居民的主要食物是鱼、蔬菜和豆制品。内森·普瑞提金认为，之所

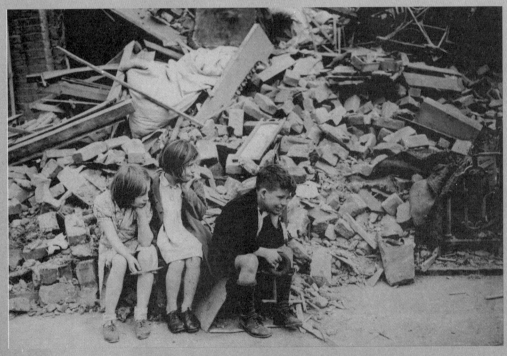

※ 第二次世界大战时期饱受战火冲击的英国伦敦人由于饮食方式和运动方式的改变，心脏病发病率居然大幅下降

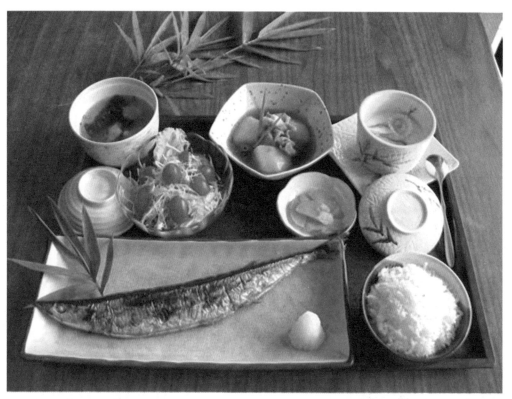

※　日本料理主要是鱼、蔬菜和豆制品

以他们会如此健康，其原因就在于他们的饮食习惯。普瑞提金认为，如果想要健康长寿，养成良好的饮食习惯最为重要。在现在这个社会里，大家好像都喜欢把食物中的水分去掉，再加上一点儿高脂肪的东西，这样做的后果就是造成了食物热量高度集中。我们肚子里塞满了各种各样高热量的东西，我们以为这样很健康，实际上，我们并没有摄入任何对健康有利的东西。虽然脂肪曾经帮助我们的祖先熬过饥荒，但是在食物充足的现代社会，过度摄取高脂食物无异于慢性自杀。

想要长寿的另一个要诀就是运动。不过，这并不代表需要大量的运动，适量的、有规律的运动就足够

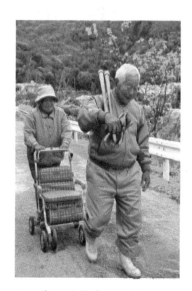

※　合理的饮食是冲绳人长寿的主要原因之一

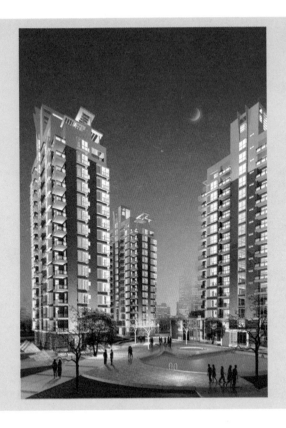

了。医学专家认为，生活方式的一点点改变就能对我们的健康产生重大影响。研究者们发现一个很有意思的现象，住在低楼层的人要比那些住在高楼层和一楼的长寿。这是因为，住在高楼层的人们要经常乘坐电梯，然而，在低楼层的人觉得乘坐电梯慢，经常走楼梯。不要小看每天这么小小的几步，却对生命的长短产生了巨大的影响。

　　良好的饮食和生活习惯，对于癌症的预防和治疗也有很大的作用。加州大学洛杉矶分校的詹姆斯·巴纳德博士通过实验证明了健康的饮食对于抗击前列腺癌是十分重要的。巴纳德博士在对比了一部分美国男性和亚洲男性的死因后发现，没有一个亚洲男性是死于前列腺癌的。但是在解剖亚洲男性时发现，有 20% 的人的前列腺都产生了病变，但是没有一个人的病情发展到了致命的地步。不过，当亚洲人到了美国后，他们就会慢慢患上前列腺癌，这就清楚地表明，生活方式对于前列腺癌的发生发展确实有很大的影响。为了证实这一结论，巴纳德博士还做了下面这样一个实验。他选择了几位美国男性，提取了他们的血清样本，然后让他们采用普瑞提金所提倡的饮食方法，十一天过后，再提取他们的血清样本，然后将两次的样本分别注入前列腺癌细胞中，观察两组实验结果。通过实验，他们发现，注入第二种血清（采用了健康的饮食方式后所提取的血清样本）的癌细胞的扩散速度降低了30%。这个实验表明，如果我们远离高脂肪食物和其他垃圾食品，多吃水果蔬菜和高蛋白食物，而且经常做有氧运动的话，患上前列腺癌的概率就会小得多。

所以，不论我们身体里所携带的长寿基因是怎样的，只要注意平时的饮食以及生活方式，我们都有可能延缓衰老，并且延长我们的寿命。也许某天，所有生命的奥秘全部被破译，那时，我们就可以有针对地对我们的基因进行改造：去除掉（或称为沉默掉）那些衰老基因，激活我们的长寿基因，再加上健康的生活习惯，到那时，参加生日聚会时，120岁的你也许只是一个年轻人而已。

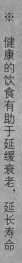

※ 健康的饮食有助于延缓衰老，延长寿命

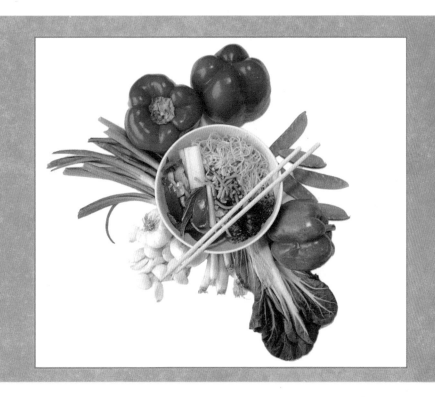

附录 1：人体老化的过程 >>

脑：十八九岁后开始走下坡路，到了四十五岁以后由于神经细胞的变性和胶质的增生，我们脑的重量逐渐变轻，五十岁以后容易发生中风。

眼：从二十岁左右开始定型，以后走向衰老。六十岁左右易患白内障。

耳：三十岁左右开始听力下降，女性进入中年后部分会发生美尼尔森综合征。

舌：从我们出生后就开始衰老，到了八十岁左右基本丧失味觉功能。

鼻：十六七岁以后嗅觉开始下降，五十岁后嗅觉下降明显。

胃肠道：随个人的爱护情况不同，早的从二十岁左右就开始出现老化，晚的一直到四十岁左右才出现明显的老化。

肝脏：从二十五岁左右开始老化。

心脏：三十岁起心肌出现肥大，五十岁左右出现心脏传导功能的下降。

血管：从出生后就出现动脉粥样硬化，但是到三十岁以后才出现明显的血管老化。

肺：没有吸烟习惯的一般四十岁左右出现老化情况，有吸烟习惯的时间可以提前到二十五岁。

男性生殖系统：二十五岁以后开始走下坡路。

女性生殖系统：二十八岁以后生育能力明显下降。

甲状腺：一般四十岁以后开始出现明显的功能下降，女性比男性明显。

胰腺：三十五岁以后功能下降，导致身体消化系统的连带功能下降。

肾上腺：男性五十岁左右出现明显的衰老，女性衰老的时间比男性更早。

垂体：四十岁左右的中年出现衰老。

免疫系统：胸腺扁桃体等腺体从十四岁左右就开始萎缩。皮肤的衰老从十六岁

左右开始。淋巴巨噬等免疫的细胞的衰老比较晚，一般五十岁左右才出现数量和功

能的明显下降。

肾脏：肾脏的衰老从三十岁左右开始，但是五十岁左右才出现明显的功能下降。

前列腺：一般三十五岁左右开始出现增生。

附录 2：危险的胚胎 >>

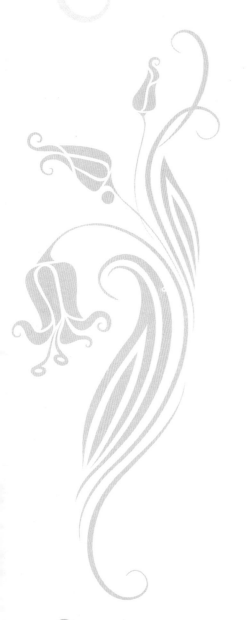

我们的故事开始于 1829 年的巴黎，事情要从一对姐妹的死说起。丽塔和克里斯蒂是撒丁岛一位农夫的女儿，在她们停止呼吸后不久，解剖学家们蜂拥而至，争夺她们的尸体。这些解剖学家们认为：丽塔和克里斯蒂是造物主的奇迹，是一个永恒的谜题。他们把她们的尸体带到自然历史博物馆，然后进行了解剖。两个女孩很漂亮，也很不寻常。如果分开，她们都是残缺不全的，但合在一起，她们身体匀称、比例正常。她们是连体双胞胎。丽塔和克里斯蒂从肩部以下，身体完全融合在了一起。她们死的时候只有 8 个月大，但是，即使在这么小的年纪，她们也表现出了不同于对方的个性。1829 年时，埃蒂安·杰弗莱在巴黎博物馆担任比较解剖学教授，他是那个时代最伟大的天才，他所提出的每一个理论都证明了他的过人天赋与离经叛道。正是在他手中，畸形学，也就是对怪胎的研究，第一次成为一门科学，杰弗莱也因而成了畸形学研究的先驱。杰弗莱被丽塔和克里斯蒂娜迷住了，他觉得，这对姐妹表达了人类胚胎中某种不知名的力量。但这种力量究竟是把一个女孩分裂成两个，还是把两个融合成一个呢？

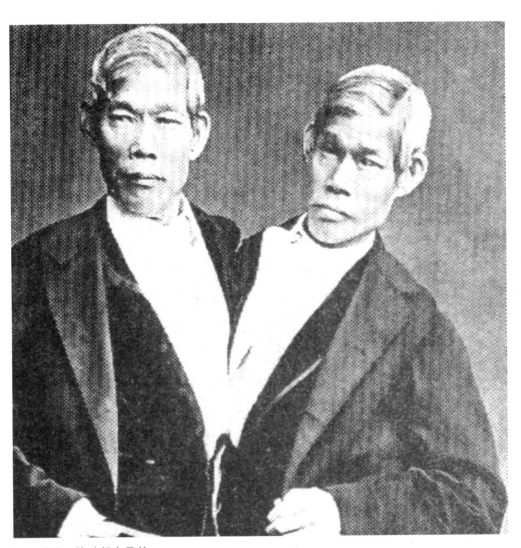

※　暹罗双胞胎邦克兄弟

暹罗双胞胎

　　是一对男性连体双胞胎，诞生于 1811 年的暹罗（今泰国），一个叫 Eng，一个叫 Chang。他们的父亲是中国人，母亲是泰中混血儿。1829 年被英国商人罗伯特（Robert Hunter）发现，进入马戏团，在全世界各地表演，与马戏团契约结束后，成为玲玲马戏团（Ringling Brothers and Barnum and Bailey Circus）的台柱，最后成为美国公民，并在美国购置房产，购买黑奴，改名为邦克（Bunker）。后来跟英国一对姐妹（Adelaide Yates & Sarah Anne Yates）结婚，恩生了 10 个小孩，昌生了 12 个，姐妹吵架时，兄弟就要轮流到每个老婆家住三天。1874 年两人先后去世，都活了 63 岁。他们的肝至今仍保存在费城的穆尔特博物馆内。

连体人是怎么形成的？

连体人是一种极为罕见的妊娠现象，它是由单独的一个受精卵分裂而成。与正常的单卵双胞胎妊娠过程不同的是，受精卵在最初两星期内没能完全分离，局部分离的受精卵继续成熟，结果便形成了一个连体的胎儿。这一般发生在怀孕的最初两周左右，两个胎儿具有相同的染色体核型、同一性别，血型、毛发颜色、指纹等均相同。每10万次怀孕中约有一例发生，大多数连体胎儿死于胚胎期，分娩成功率只有二十万分之一。

连体双胞胎又被称为"暹罗双胞胎"（Siamese twins）。有关这个别称的由来，参观一下费城博物馆就可以找到答案。1829年，常·邦克和英·邦克从暹罗渡海来到美国，并且很快一举成名。他们的肝脏是连接在一起的，要是一个人喝酒喝多了，另一个人也会变得醉醺醺的。这就是"暹罗双胞胎"这一名字的来历。常和英声称他们是一个人，而事实上他们只是在肝脏部位连在一起。到底是一个胚胎分裂成了两个，还是两个合成了一个？这是让生物学家头疼的问题。

杰弗莱认为，丽塔和克里斯蒂娜并不是命运的牺牲品，也不是造物主心血来潮的产物。她们的诞生是自然规律，这种规律形成了她们的身体，也形成了每个人的身体。如果能揭开丽塔和克里

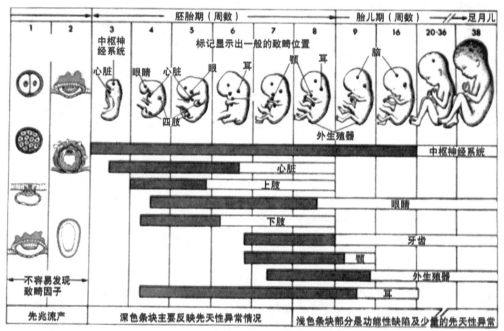

※ 人类受精卵胚胎发育图

斯蒂娜的秘密，我们就能掌握这种规律。

杰弗莱并不满足于发现畸形，他还想创造畸形。他尝试着培育畸形鸡，以此探索为什么胚胎在发育过程中会遵循一定的排列顺序。虽然杰弗莱的实验技术很原始，但他的想法却很先进。现代遗传学家采用了同样的实验方法。为了发现正常发育的规律，他们也尝试着创造畸形。

我们的生命源自一个受精卵，受精卵又会分裂成许多细胞。但这个简单的球状物怎样才能变成人体这种复杂的结构呢？卵子受精13天后，受精卵就有了显著的变化。胚胎开始逐渐形成。这一过程被称为"原肠胚（gastala）形成"。"原肠胚形成"的过程使胚胎有了自己的形状。在卵子受精两周后，胚胎就有了一个头和一条尾巴，并且有了前后左右之分。问题是：为什么会这样？我们也可以这样问：胚胎细胞是本来就知道应该怎么做，还是被告知了应该怎么做？1923年，人类找到了答案。那一年，一位年轻女子开始为德国胚胎学家汉斯·施佩曼工作——这位年轻的学者名叫希尔达·普罗索考德。

希尔达·普罗索考德认为，如果有某种东西指导细胞生长，也许她能把它从一个胚胎移植到另一个胚胎上。这一假设催生了发育生物学（developmental biology）历史上最重要的一个实验。

希尔达的实验和杰弗莱的鸡胚胎实验原理是一样的，不过她的实验更加精细和准确。首先，她用镊子把包裹在受精卵上的那层薄膜去掉，然后把胚胎上下颠倒。接下来取下来一种组织，把它移植到需要培养的胚胎的另一边。实验的结果令人十分吃惊。

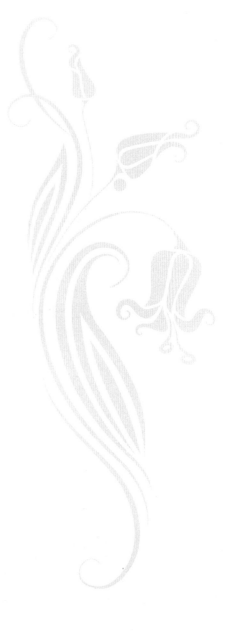

胚胎愈合的能力让惊诧，被移植的细胞很快就侵入新的胚胎中，迅速成为胚胎的一部分，大约半个小时之后，它们就已经融为一体了。希尔达做了大约250次这样的移植实验，但是胚胎的存活概率非常低，最后只有六个存活了下来。它们发育成了人们熟悉

发育生物学

　　发育生物学（developmentalbiology）是生物科学重要的基础分支学科之一，是一门既古老又年轻的学科。它是在胚胎学的基础上发展起来的，起源于 20 世纪 50 年代，在 20 世纪 70 年代才正式形成一个独立的学科。它应用现代科学技术和方法，从分子水平、亚显微水平和细胞水平来研究分析生物体从精子和卵的发生、受精、发育、生长直至衰老死亡的过程及其机理。

　　发育生物学是生物学领域中最具挑战性的学科之一，也是近年来世界上生命科学最活跃和最激动人心的研究领域。它的应用前景非常广泛，有关生殖细胞发生、受精等过程的研究是动、植物人工繁殖、遗传育种、动物胚胎与生殖工程等生产应用技术发展的理论基础。有关细胞分化机理、基因表达调控与形态模式形成及生物功能的关系研究，是解决人类面临的许多医学难题（如癌症的防治）以及器官与组织培养等新兴的医学产业工程发展的基础，也是基因工程发展为成熟的实用技术的基础。

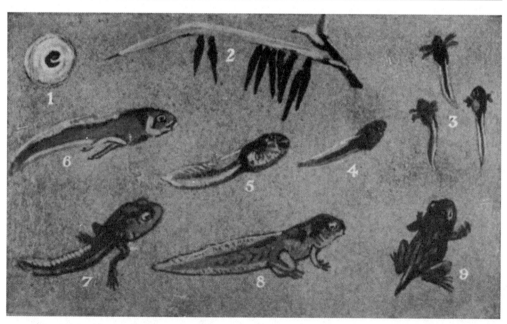

※　青蛙发育过程

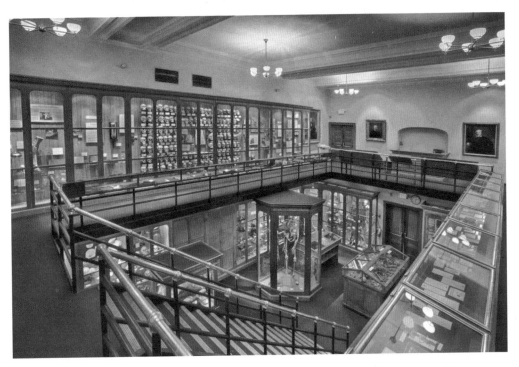

※　美国费城穆特尔医学史博物馆

的形状——连体胚胎，就像丽塔和克里斯蒂一样。当发现原来的胚胎变成了连体胚胎时，希尔达就意识到，正是他们移植过去的细胞命令邻近的细胞去形成新的结构，例如让它们发育成一个大脑。这个实验可以说是 20 世纪生物学领域最伟大的实验之一，它们充满了生命的色彩。这个实验表明，胚胎细胞并不是本来就知道应该怎么做，而是接收了某种东西的指令，这种东西就是一小片组织。这片组织被称为"组织者"。"组织者"限制了周围细胞的生长。它命令一些细胞变成前胸，另一些变成后背，一些变成头，另一些变成尾巴。它就是秩序的源头。"组织者"

美国费城穆特尔医学史博物馆

穆特尔 (Mutter) 医学史博物馆位于美国费城，创建目的是通过有关解剖学和身体畸形的展品，帮助教育和培养未来医生。博物馆展品涵盖病理学、生物学以及古代医疗工具等多个方面。展品逾 20 000 件，其中包括战争中伤者的照片、连体人的遗体、侏儒的骸骨以及人体病变结肠等。在穆特尔的所有展品中，最著名的莫过于数量众多的头骨。此外还有世界上独一无二的收藏，比如一个酷似肥皂的女性尸体、一个长有两个脑袋的儿童的颅骨等。身处如此阴森的环境，观者不禁毛骨悚然。

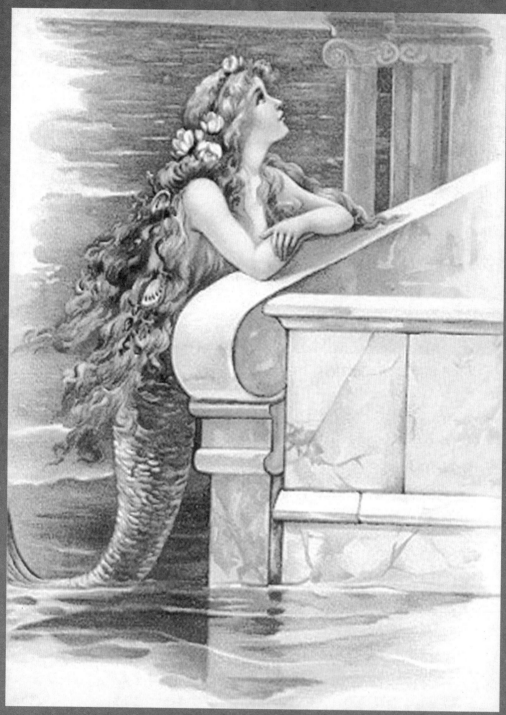

※ 美人鱼综合征：因为婴儿的双腿融合在一起，像美人鱼一样，所以是以希腊神话中一种海妖的名字命名的

是胚胎中的一些细胞，我们可以想象它们位于一条
深谷的边缘。其他细胞流经它们时被分配了任务。
有些细胞成为肌肉，有些成为血液，有些形成神经索，
有些则形成皮肤。这是生物学领域内最复杂、最精
密的部分。"组织者"的发现为丽塔和克里斯蒂娜
现象提供了一种解释。也许这对姐妹就是由位于一
个胚胎里的两个独立的"组织者"形成的。

希尔达的实验成功后，人类开始寻找"组织者"
神秘力量的来源。它是怎样使胚胎从一个卵变成一
个复杂的结构？又是怎样使一些简单的细胞变成一
个胚胎的？这个寻找过程持续了近70年。

为了寻找答案，生物学家又一次向畸形求助。

阿姆斯特丹除了有美丽的桥梁和运河外，还有
一个令人毛骨悚然的地方——弗罗里克博物馆(Vrolik
Museum)。那里陈列着形形色色的畸形人，是收藏
畸形人标本最多的地方之一。弗罗里克博物馆犹如一
幢恐怖大宅，充满了只有传说中的地狱才有的画面。
不过最具震撼力的还是它的精神价值。它的存在是基
于科学意义，它的恐怖也只是代表了人类的求知欲。
研究怪胎的科学——畸形学，在 19 世纪风行一时。
但是后来，它又逐渐被人们所淡忘。如今，像弗罗
里克这样的博物馆又有了新的价值，因为分子生物
学家又开始对瓶子里形形色色的怪婴进行科学研究。

并腿畸形，或者叫"美人鱼综合征"也是畸形的
一种。在 19 世纪的畸形标本中，这样的畸形人占的
比例很大。它是以希腊神话中一种海妖的名字命名
的，因为像美人鱼一样，这些婴儿的双腿融合在一起，
独腿的末端出现了足的形状。并腿畸形通常是致命

美人鱼综合征

美人鱼综合征 (英文: Sirenomelia 或 Mermaid Syndrome) 是一种罕见的先天性缺陷，两条腿融合在一起，看起来像"美人鱼"。估计在大约十万个新生儿中会有一例。婴儿通常因为并发肾脏和膀胱异常，会在出生后一两天内死亡。目前，利用外科手术可以将融合的下肢，或融合的内脏分离。实验证明骨形成蛋白 −7 可能在此疾病的发病中起作用。

的，因为它会影响多个器官，包括心脏。并腿畸形反映了体内的其他问题。所有器官都在一起工作，是一个团队，当一个器官出现问题的时候，其他器官都不能正常工作。虽然，并腿畸形的成因之谜至今依然没有解开。但分子遗传学已经让我们对它有了初步了解。问题的关键还是在于"组织者"。

自从"组织者"被发现以来，生物学家一直在寻找它的力量来源———一种由"组织者"细胞分泌的物质。这种物质可以渗透到胚胎中，告诉其他细胞应该做什么。直到分子生物学出现之后，这种物质才被确定。原来，组织是由很多细胞组成的，每个细胞又包含很多分子。这种神秘的物质就是"组织者"细胞中的某种信号分子，它被科学家命名为"克丁"，正是这种信号分子向人体细胞发出指令，形成了连体双胞胎。一个胚胎里至少有 7 个信号分子。当细胞开始分裂时，它们就会发出指示，告诉每个细胞应该去哪里、做什么事情、变成什么形状。最终把我们打造成了现在的样子。

在美人鱼综合征的患者身上，问题似乎出在了"组织者"和本应该形成腿的细胞之间的信号传输上。而应当对此负责的信号分子是一个名为"视黄酸"小分子。它的作用非常大。通过一个有趣的实验，我们就能看到视黄酸所发挥的功效：如果我们把一条蝌蚪的尾巴切掉，通常情况下，它会长出一条新的尾巴。但是，如果我们在切口处滴上一些视黄酸，那里就不会长出尾巴，而是会长出几条腿。也就是说，视黄酸改变了蝌蚪尾部组织的指令，让蝌蚪尾部向着腿的方向生长。

　　畸形就像一把解剖刀，它们把胚胎的发育秩序分解并呈现在我们面前，让我们了解了对细胞发出指令的信号分子以及把它们连在一起的粘连分子，使我们懂得三万个基因是如何造就人类的。这些畸形并不是神开的玩笑，而是自然无意中犯的错误，它们是自然规律的一部分。

　　人类的染色体中有三万个基因，其中一个基因出现错误，哪怕就只是一个小小的碱基发生改变，都可能给人带来无法挽救的损失：或是成为畸形，或是癌变，或是变得易于受到疾病的攻击。我们需要基因给我们的身体以正确结果，需要它赋予我们健康，赋予我们生命。

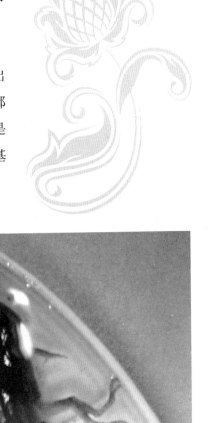

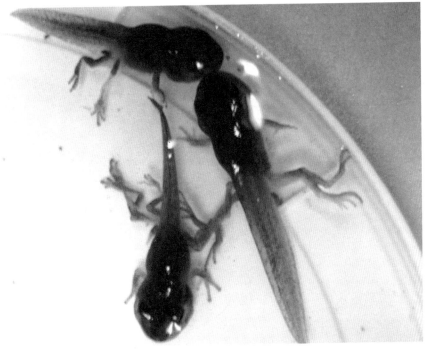

　　※　　小蝌蚪的断尾有可能在某种信号指导下长出腿来

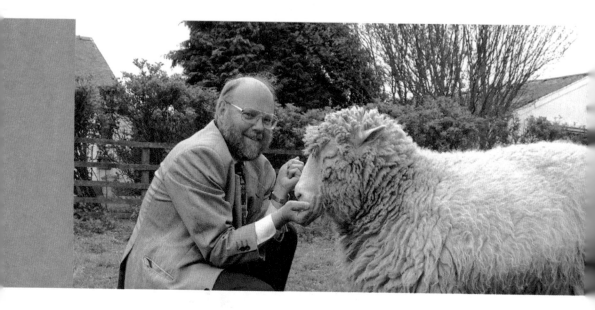

PART5

第 5 章
基因技术的应用

达尔文的生物进化论告诉我们，地球上多数生物都是同一起源，都共处于一棵进化树的枝枝蔓蔓上，人类也不例外。所以，基因技术可以在考古学、克隆技术以及基因治疗等领域大放光彩。

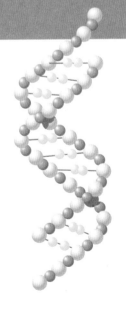

考古学上
的重要砝码 >>

如果说基因技术在考古学上会大放异彩，你一定会觉着不可思议，是不是？其实这并不是天方夜谭，尤其是在人类起源这个问题上，基因技术有着它自己独特的一面。在这里发挥作用的，不是我们前面常说的细胞核内的 DNA，而是来自于线粒体的 DNA（mitochondrion DNA，mtDNA）。最初，人们认为仅仅在细胞核内才存在有 DNA，直到 1962 年 Ris 和 Plaut 在衣藻的叶绿体中发现了 DNA。随后，在 1963 年，M.Nass 和 S.Nass 在线粒体中也发现了 DNA。在人们发现线粒体中的 DNA 后不久，又在线粒体中发现了 RNA、DNA 聚合酶、RNA 聚合酶、tRNA、核糖体、氨基酸活化酶等进行 DNA 复制、转录和蛋白质翻译的全套遗传"设备"。这些都表明了线粒体具有独立的遗传体系。

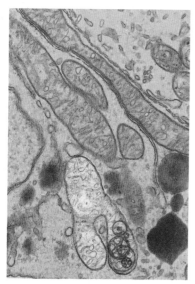

※ 生物细胞内的线粒体同样具有独立的遗传体系

生物进化论告诉我们，地球上多有的生物都是同一起源的，都共同处于同一棵进化树的枝枝蔓蔓上，人类自然也不例外。达尔文曾经在他 1871 年出版的《人类由来及性的选择》（*The Descent of Man*）一书的结尾写道："人类虽然拥有高贵的血统……但是仍然摆脱不了自己身体结构里不可磨灭的来自低等动物的印记。当人类基因组草图完成后，对比黑猩猩和其他一些生物的基因组，会得到一个有趣的发现，我们和黑猩猩的基因组有 99% 是完全相同的，同时也有至少 10% 的基因组与果蝇和线虫的基因相同。达尔文的进化论在分子生物学上有了有利的证据。现在的人类都属于都一个物种，这使我们觉得我们人类很特别，很孤独。其实，从发现人类化石最早的 440 万年前起，人类的演化经历了一个相当曲折、多元化的过程。至少，曾经有 4 个属 17 种人类物种先后出现。而现在的我们，只是其中一支的延续。

罗马城不是一天建成，当然，从猿到人也不是一蹴而成。究竟从猿到人历经怎么样的变化？一百多年来，考古学家通过不懈的努力，终于大致地将猿→人中间的每一个环节连接起来了。现在普遍认为，从猿进化到人，历经了南方古猿→能人→直立人→智人→现代人，这样一个过程。

在前面我们已经说过了，曾经在这个蓝色的星球上，曾经有 4 个属 17 个种的人类物种在地球上先后出现，而我们现代人只是一个人种最终繁衍的后代。那么，这里就有出现了一个问题：现代人是从哪里来的？

20 世纪 80 年代，古人类学家还在为自己的假说搜寻证据，他们冒着严寒酷暑以及危险，风餐露宿在野外考古时，而享受着空调的分子遗传学家们在现代化

线粒体

不论是真核细胞还是原核细胞，不论是在植物细胞还是动物细胞里，我们都能在细胞质中发现线粒体。它们大多数是线状的，直径大约有 0.5~1.0μm，在长度上有的只有 1.5~3.0μm，也有的可以长达 10μm。线粒体由内外两层膜包被，包括外膜（out membrane）、内膜（inner membrane）、膜间隙（inter-membrane space）和基质（matrix）四个功能区。线粒体是在 1850 年发现的，直到 1898 年才被正式命名。线粒体有"细胞动力工厂"（power factory）的美誉，被称为"细胞的能量供应站"。

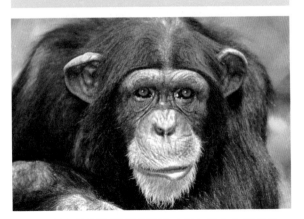

※ 人类和黑猩猩的基因组有 99% 是完全相同的

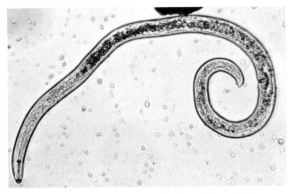

※ 不可思议，这种低等的线虫居然与人类有 10% 的基因是完全相同的

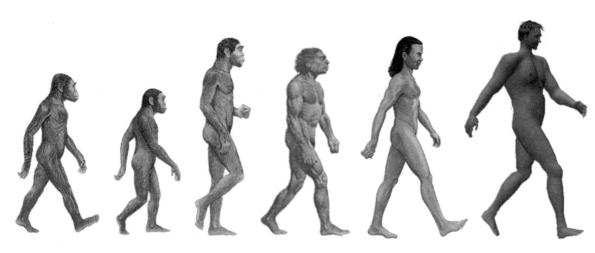

※   人类进化图

设施齐备的实验室里提出另一种学说：线粒体夏娃学说。

线粒体夏娃学说出自两个实验室的研究成果：一个是埃摩里大学的道格拉斯·华莱士（Douglas Wallace）以及他的同事的实验室，另一个是加利福尼亚大学的阿伦·威尔逊（Allan Wilson）及其同事的实验室。我们每个人的细胞内的线粒体都是来自于母亲的，也就是说线粒体DNA只是由母系来遗传的。为了更好地理解这个问题，让我们先回到生命最初的时刻——受精卵，来探究一下究竟是怎么回事吧。

精子（sperm）分为头部、中端和尾部。精子的头部是染色体集中的地方，细胞质很少。头的前端是一个顶替顶体泡（acrosome vesicle），里面有水解酶，可以帮助精子穿过卵膜。在头和尾之间的是中端，线粒体就位于其中。线粒体的主要功能就是为精子的活动（游泳）提供能量。卵细胞（egg）与精子不同，它不能运动，个头也比精子大许多，细胞质多。当发生受精作用时，精子只将染色体释放到卵细胞内，中端和尾都不进入卵细胞。

前面我们也了解到，犹如一种特权一般，线粒体拥有自己的DNA，再加之，不论谁，我们的线粒体都只来自于母亲。这样，线粒体 DNA 就成为了一本珍贵的史书，一本记录人类进化繁衍历史的书，一本我们总是从自己母亲那里继承的史书。1987 年，阿伦·威尔逊分析了全世界 147 个人的线粒体 DNA，得出了今天的人类线粒体都来自于 14.3 万年前的一位生活在非洲的女性，这一结论也就是著名的"线粒体夏娃学说"。不过，这个生活在 14.3 万年前的女性可与神话中的夏娃毫无关系，她不是那时候唯一的女性，只不过，与她同时代的其他女性的线粒体 DNA 后来都失传了。

如此说来，今天分布在各大洲的人类，都是大约在 7 万年前，一小群居住在非洲的智人，选择背井离乡，远离故土，向东迁徙。他们首先来到了欧亚大陆，后来大约在距今 2 万年左右的时候，他们跨越了冰冻的白令海峡，到达了北美洲。然后他们继续向南扩散，直到到达了南美洲的最南端——火地岛。这样，人类的踪迹就遍及了地球上的大部分土地。

好了，让我们在回过头看看分子遗传学家是如何解读我们线粒体这本史书的。

来自于同一个母体的线粒体 DNA 在时间的长河里以一种相对稳定的速

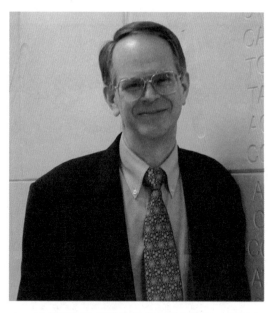

※ 线粒体夏娃学说的提出者道格拉斯·华莱士

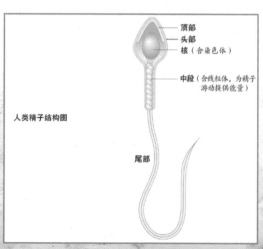

※ 人类精子结构图

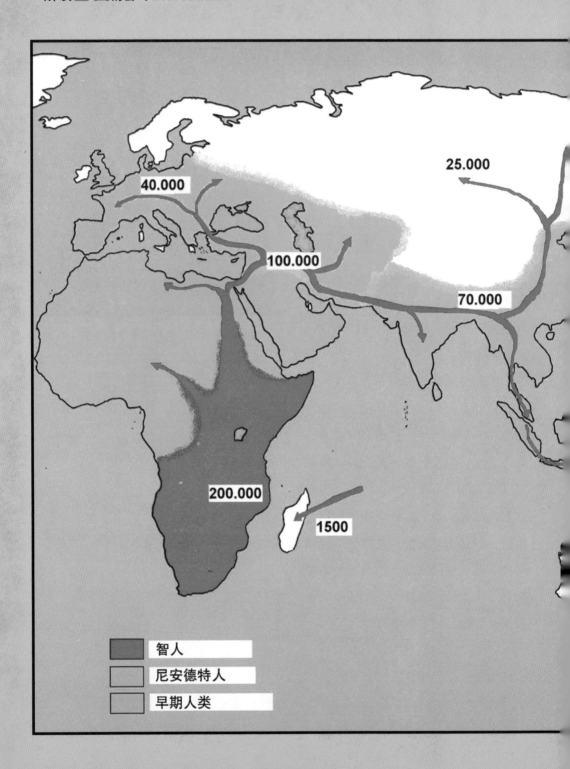

40.000

25.000

100.000

70.000

200.000

1500

智人
尼安德特人
早期人类

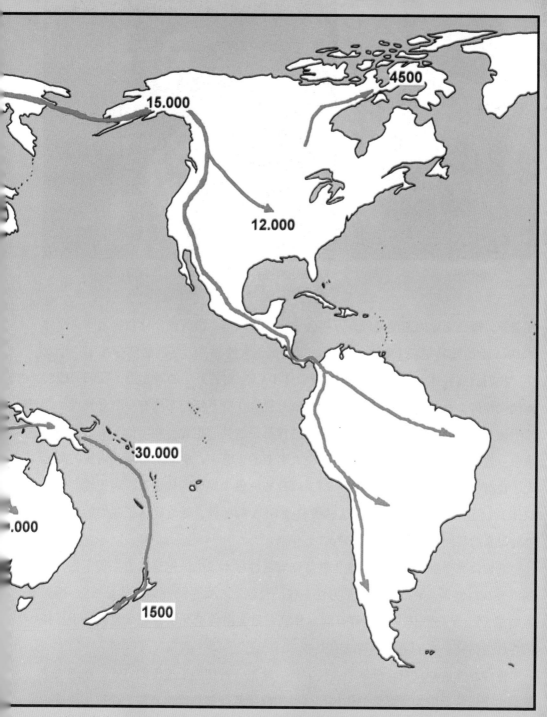

※ 智人全球迁徙路线图

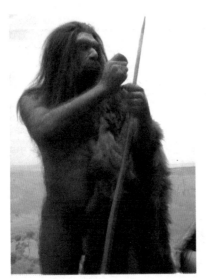

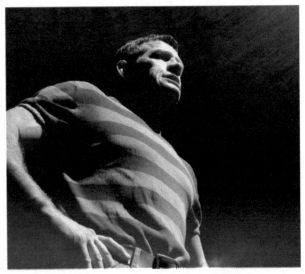

※　智人复原图　　　　　　　　　　　※　任何男性都拥有一本 Y 染色体写成的史书

度变异，假设变异的速度是每一万年会变化一个碱基，再假设，你和我之间在线粒体 DNA 上的差异是三个碱基，那么，很明显，大约在三万年前必然存在于一个女性，我们的线粒体 DNA 都源自她的线粒体 DNA。在三万年的时光里，我们的线粒体代代相传，一共发生了三次突变，也就是说，在三万年前必然有一个分叉点，而处于该分叉点上的母亲是最靠近我们的纯粹母系的共同祖先。在阿伦·威尔逊的实验中，他随即抽取的 147 名女性，有澳大利亚的土著人，也有来自新几内亚的高地人，也有美洲土著人、欧洲人、中国人以及非洲多个民族的代表等。对于她们的线粒体 DNA 进行测序，然后根据这些线粒体 DNA 的差异，最终确认了我们的最接近纯粹母系的共同女性始祖生活在 14.3 万年前。

　　线粒体完全继承自母亲，这也就意味着男性根本没办法把这本史书传下去，感到沮丧么？但是，Y 染色体给了男性一些"补偿"。女性的性染色体是 XX，而男性则是 XY。Y 染色体是男性都有的，并且它只会遗传给儿子，那么也就是说，任何男性也拥有一本 Y 染色体写成的史书。

　　像线粒体这种只来自母体的遗传方式，就是一种细胞质遗传的方式。细胞质遗传是由于细胞质中构成要素的作用，这些构成要素能够自律地复制，通过细胞质一代一代的传下去。细胞质遗传的特征是：遗传方式是非孟德尔式的；子一代通常只

从后代追踪到遗传始祖夏娃

基于不同种族189个人的基因序列分析，结果显示人类共同的女性祖先来自16.6万年到24.9万年前的非洲

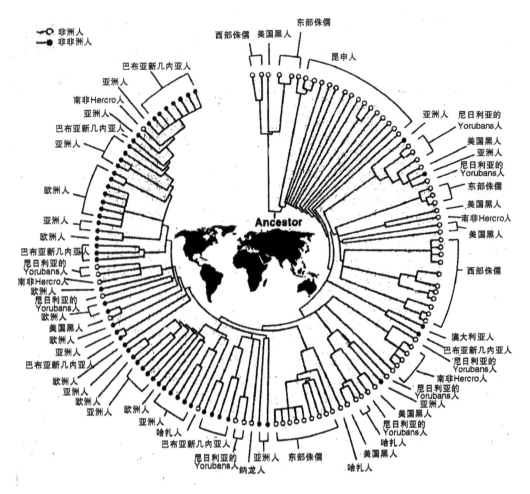

※　阿伦·威尔逊人类线粒体 DNA 分析图

表现母本的性状；杂交的后代一般不出现一定比例的分离。

　　我们从哪里来？这个古老命题在今天，生物科技日新月异的今天，有了新的探索手段。也许，就在不久的将来，人类将会破译线粒体 DNA 写成的史书，给这个古老的命题一个完美的答案。

克隆技术 >>
KELONG JISHU

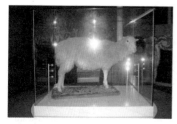

※ 多莉

克隆是英文 clone 的音译，clone 这个词源于希腊文 Klone，原意是指以幼苗或嫩枝，以无性繁殖或营养繁殖的方式培育植物，如扦插和嫁接。在现如今，克隆是指生物体通过体细胞进行的无性繁殖，以及由无性繁殖形成的基因型完全相同的后代个体组成的种群。

1997 年 2 月，英国科学家伊恩·威尔穆特（Ian Wilmut，1945—）等人完成了首例哺乳动物——绵羊"多莉"（Dolly）的克隆，这个神奇的故事瞬间上了各大报纸各个媒体的头条。街头巷尾人们纷纷议

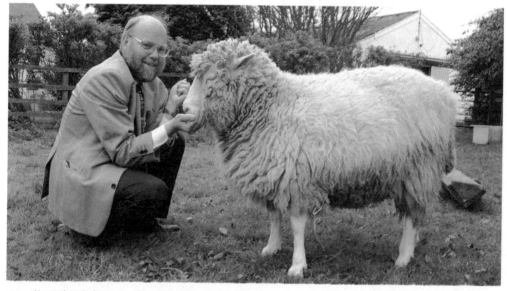

※ 英国科学家伊恩·威尔穆特和他的克隆羊

论着这个话题。进入 20 世纪以来，遗传学的飞速发展让人们瞠目结舌之余也茫然失措。特别是人类基因组计划初步完成，标志着基因工程发展到了一个新的阶段。转基因动植物、转基因食品、基因诊断、基因治疗……这些名词都刺激着我们的神经，我们似乎拥有了"上帝之手"。

我们期待基因工程能带给人类幸福、财富、健康。然而，基因工程的研究对象涉及了大自然的核心——生命，因此，在对基因工程技术的应用，这个涉及人类自身生存与毁灭的问题，我们需要慎之又慎，希望能够避免触碰到潘多拉魔盒的开关。2007 年美国好莱坞大片《我是传奇（I'm legend）》也描述了由于生物技术应用不当而给人类带来毁灭性的灾难。这个掌握在我们手中的"上帝之手"究竟是天使还是魔鬼？

自从克隆羊多莉（Dolly）诞生后，围绕着"克隆"的话题与争论就从来没有停止过，也有越来越多的克隆动物"问世"。2000 年 6 月 16 日，克隆山羊元元在我国西北农林科技大学诞生了。

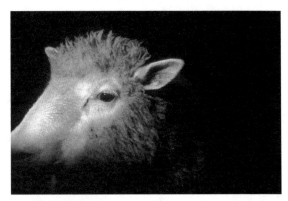

※　克隆羊多莉

试管婴儿可能有基因缺陷

英国发行的《医学基因》月刊刊登过一份有关人类克隆风险的研究报告，以试管方式孕育而生的婴儿，可能出现一种罕见的基因缺陷——贝威氏综合征。贝威氏综合征是一种遗传现象，导致过度成长、低血糖、腹壁缺陷以及肾脏畸形。

伯明翰和剑桥大学的科学家认为，试管生育的技术干扰了受精初期的"标记"过程。一枚受精的胚胎是母亲基因和父亲基因的组合，在标记的程序下，来自父系或母系的特殊基因的活动，在胚胎发育期间沉潜缓和，因此不会出现竞争基因的冲突，使胚胎得以正常发育。如果标记的过程出错、失控，便会导致异常成长。试管受精和单一精子卵质内显微注射的方式，在卵子受精的当下干扰了标记，因而增加发生贝威氏综合征的概率。

此外，主流科学家不断大声疾呼反对克隆人类，指出无数动物实验的失败证明了这项技术并不成熟。这些实验结果不是流产，便是产下的克隆动物早早夭折或出现可怕的缺陷。造成这些现象的原因目前尚不清楚，但科学家猜测克隆技术也干扰了标记程序，而且由于胚胎发育发生异常，便自然流胎，这是自然界让动物产下健康后代的安全保证。

克隆一个生物个体则意味着要创造出一个与原来生物拥有相同基因组的另一个生物个体。威尔穆特并非是第一个想要克隆一个生物个体的人，多莉也并不是世界上第一个被克隆出来的动物。早在 1938 年，德国科学家汉斯·斯伯曼就提出了克隆生物个体的可能性，而在 1952 年，美国科学家罗伯特·布里格斯和托马斯·金运用汉斯·斯伯曼的构想克隆出世界上第一个克隆个体——蝌蚪。克隆一个生物个体需要采用核移植技术，将一个成年体细胞的细胞核取出然后移植到一个除去核的卵细胞中。虽然在理论上这套方案是可行的，但是，实际操作和实现动物的克隆并非是一件容易的事情。自从汉斯·斯伯曼提出了克隆生物个体的可能性后，有诸如蝌蚪之类的动物被克隆出来，但是还没有一例哺乳动物被成功克隆。威尔穆特在吸取前人实验失败经验的基础上，对于直接从体细胞进行核移植操作在技术和步骤上进行了不断地探索和改进。他首先从一头苏格兰黑面母羊的体内获取一些卵细胞，用毛细吸管小心的除去了卵细胞的细胞核。接着，取一头白色的芬兰母羊的乳腺上皮细胞。并进行营养限制培养。随后，让无核的卵细胞和体细胞的细胞膜发生融合，使得体细胞的细胞核释放并进入到卵细胞中。这样，最重要的核移植步骤完成。然后再刺激这个重组的卵细胞进行分裂，将形成 8 细胞的胚移植到另一头苏格兰黑面母羊的子宫内，让胚胎继续在"代孕母亲"的子宫内发育。威尔穆特一共进行了 277 次这样的核移植实验，仅有 29 个重组卵细胞经过三次分裂形成 8 细胞的胚。将这 29 个 8 细胞的胚分别植入 13 头代孕苏格兰黑面母羊的子宫内，最终，在 1996 年 7 月 5 日，世界上第一头有体细胞克隆的哺乳动物——多莉——诞生了。多莉与核供体动物——白色芬兰绵羊——拥有完全相同的遗传信息。

克隆羊多莉诞生后引起的轰动，不仅仅是因为克隆这一技术，更多的是克隆技术背后所隐藏的伦理问题。从理论上讲，克隆人并非是一件不可能的事，而这个克隆人所带来的伦理问题是人类没办法逃避的。在克隆羊多莉出生之前，早就有人提出克隆人所带来的伦理问题。在深入讨论这个问题之前，先让我们来看三部电影吧。

《巴西来的孩子》（*The Boys From Brazil*）、《第六日》（*The 6th Day*）、《逃出克隆岛》（*The Island*）这三部电影虽然出产的年代不一样，但是它们却有着一个共同的特点，那就是它里面的人物，无论是巴蒂、林肯、路易，还是亚当，他们都被克隆过，他们都是克隆人。

于 1978 年推出的影片《巴西来的孩子》讲述了这样的一个故事。

第二次世界大战结束后，一些纳粹分子潜逃到南美洲继续进行纳粹活动，希特勒的医生门格勒则想再培养出一个希特勒来，妄图再次通知世界。他利用希特勒的血液和头发进行克隆，培养出了 94 个小希特勒。作为医生的他明白，希特勒的生理特征可以复制，后天的社会阅历却无法复制。于是他仿照希特勒的成长经历，为这些孩子们找到了与希特勒小时候极其相似的家庭。比如父母年龄的差距，家里养着猎犬。甚至于希特勒的父亲在他 16 岁时候去世也要效仿。于是，在这些孩子们 16 岁的时候，他们的养父一个接着一个地被谋杀了。犹太人一直致力于追查那些逃亡的纳粹分子，这时，他们发现了门格勒的阴谋，与纳粹展开了殊死搏斗。最终，一个小希特勒看到养父被杀，放出猎犬，咬死了门格勒。

在这部电影拍摄的年代，科学界已经开始对克隆技术的研究，只是那个时候是对胚胎细胞进行克隆研究，还没有发展到现在采用体细胞克隆技术。

2000 年上映的《第六日》可谓这方面的一个经典。

故事发生在不久的将来，那时候所

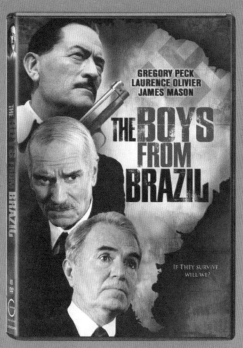

※ 《巴西来的孩子》DVD 封面

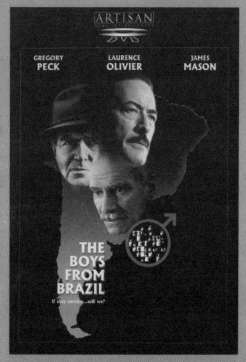

※ 《巴西来的孩子》海报

有动物包括宠物都可以被复制，但人类的复制仍是非法的行为。然而充满野心的科学家却不死心，继续秘密地研究复制人类的可能性。施瓦辛格饰演的男主角亚当是一名直升机驾驶员。有一天他从一件几乎让他丧命的意外中生还，回到家竟然发现一个和他长得一模一样的人出现在他家里，并取代了他的男主人位置，可是他的妻子和孩子却毫不知情。此时亚当发现事件背后有一群人想尽办法要杀死他，以保住这个惊人的实验秘密。而他必须想办法夺回他亲密的家人，保护妻子、孩子以及他自己的人生，于是一场惊天动地的斗争就此展开。最后，他发现一个可怕的事实——原来是一群克隆人试图要取代这个世界。在克隆人亚当的帮助下，亚当战胜了邪恶的克隆人公司。与自己的妻子孩子重新过上了幸福的生活。

2005年推出的《逃出克隆岛》就是以探讨克隆人的生存权利为主题的电影。

故事发生在距今并不遥远的2019年，主角林肯6-E经常在怪梦中醒来。他和几百个伙伴生活在一个类似于乌托邦的地下社会中，在他们周围是先进的精密仪器，有条不紊的生活节奏和高效智能的防御系统。虽然终日不见天日，但根据基地科学家的描述，在他们的头上，整个星球已经被核战争彻底地污染，已经没有任何生物

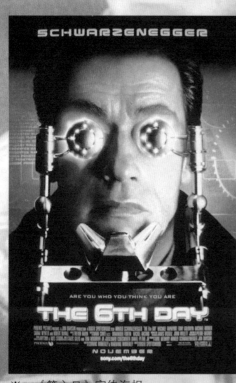

※ 《第六日》宣传海报

能够在那里生存。乌托邦的生活虽然一切井井有条，但自然和自由更令人向往，所有基地的居民都盼望着一个抽签的机会，幸运者将会被送到最后一个未被污染的地方，一个叫天堂岛的世外桃源，而这一次获得这项荣誉的是林肯6-E的女朋友，美丽的乔丹2-D。由于基地管理者的疏忽，一只外面世界的飞蛾飞进了这座封闭已久的地下城市，它的出现令林肯6-E疑窦顿生，因为按照基地管理者的说法，所有的生物都在核战中灭绝了。在飞蛾的带领下，林肯6-E来到了基地的中心，在那里他看到自己从前被选中前往天堂岛的朋友斯塔克·威泽，但展现在面前的并非描述中的美丽，基地的科学家正为他施行手术，他的器

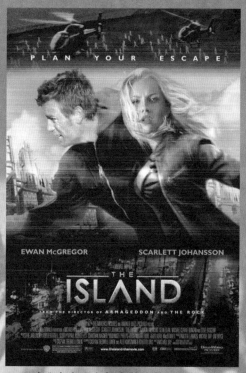

※ 《逃出克隆岛》宣传海报

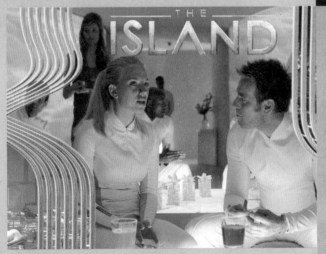

THE ISLAND

※ 《逃出克隆岛》向人们展示了一个伦理方面的问题——克隆人只是一个实验材料还是同样享有人权的人？

克隆培育荧光猫

近期，韩国科学家培育出一种基因改良猫，当它们暴露在紫外光线下会呈现出红色，这是世界上首例克隆出具有荧光蛋白基因的猫，通过合理利用这种基因克隆猫的能力非常重要，研究人员可以通过它发展治疗遗传疾病的方法，还可以利用它克隆复制患有人类相同疾病的动物。负责此项研究的科学家Kongll-keun称，该研究还有助于发展干细胞治疗方法。

官被取出送出基地，至此林肯6-E终于明白：自己的生活其实是一个巨大的谎言，他们都是被克隆组织控制的克隆人，他们存在的意义只是为本体提供新鲜健康的器官。

试想一下，假如，有一天一个和你拥有全套相同基因组的克隆人出现在你的面前，你该如何称呼他？是该以兄弟姐妹来称呼呢，还是应该用父母子女？这一切将会乱了套。我们很难想象也很难接受这种对于人类社会基本组织——家庭——的巨大冲击。因此，在克隆羊多莉诞生两个月后，美国、中国、英国等国纷纷表明立场不支持任何克隆技术应用于克隆人类。尽管如此，还是有越来越多的克隆动物的产生。对于克隆人的话题，从原来的街头巷尾的小报、严肃的官方媒体已经延伸到了科学界。2001年，美国马萨诸塞州的"先进细胞技术公司"扔出了"重磅炸弹"：他们已经克隆出了第一个人类胚胎。在扔出这个"炸弹"同时，他们也强调，他们克隆出的这个人类胚胎并非是要制造克隆人，而是用于人类胚胎干细胞研究，以期治疗某些疾病。即便如此，这样的技术依然无法绕开伦理道德一些拷问。如果以获取干细胞为目的来克隆人类胚胎，那么，我们在获取干细胞的过程也就破坏了这个胚胎，而胚胎本身已经具有了生

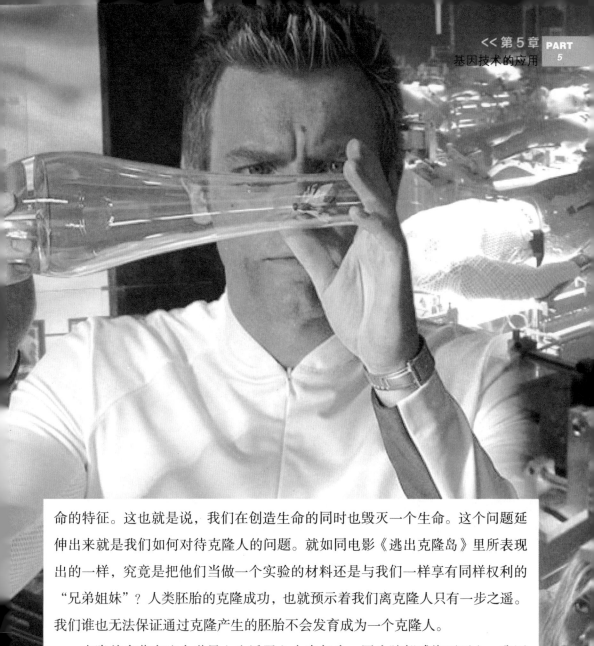

命的特征。这也就是说，我们在创造生命的同时也毁灭一个生命。这个问题延伸出来就是我们如何对待克隆人的问题。就如同电影《逃出克隆岛》里所表现出的一样，究竟是把他们当做一个实验的材料还是与我们一样享有同样权利的"兄弟姐妹"？人类胚胎的克隆成功，也就预示着我们离克隆人只有一步之遥。我们谁也无法保证通过克隆产生的胚胎不会发育成为一个克隆人。

　　克隆羊多莉在这个世界上生活了六个半年头，因为肺部感染而死亡；我国的第一个克隆山羊元元仅仅存活了 36 个小时 03 分钟，就因为肺部发育缺陷而死亡；我国首例克隆牛在降生一个小时后夭折……诸如这样的消息数不胜数。克隆产物发育不全、早衰现象目前是比较普遍的。克隆产物生命力不高的问题也是克隆技术的一大问题。就目前的技术而言，我们谁也无法保证"克隆"的安全性，有人曾经尖刻的批评道："在创造出一个健康的克隆人之前，科学家们可能会先造出成百上千的畸形儿！"

附录1：克隆大事记 >>

1938年，德国科学家汉斯·斯伯曼提出克隆个体的可能性。

1952年，美国科学家罗伯特·布里格斯和托马斯·金运用汉斯·斯伯曼的构想克隆出世界上第一个克隆个体：蝌蚪。

1963年，哈尔丹纳创造了 clone 一词。

1978年，科幻作家戴维发表小说《富翁克隆记》描述了一个富翁买通科学家"克隆"了自己的过程，由此引起了关于克隆伦理的讨论。

1979年，卡尔·伊曼司宣布运用核移植法成功克隆了3只小鼠，但该结果并没有得到科学界公认。

1980年，美国联邦高等法院规定"人造生命享有专利"，这一法案引起了一股建立生物技术公司的热潮，开创了生物技术的新时代。

1984年，丹麦科学家斯丁·维拉德森成功利用胚胎细胞克隆出一头绵羊，这是首次证实的通过核移植技术克隆哺乳动物。

1986年，斯丁·维拉德森成功运用已生长一周的胚胎细胞克隆出一头母牛。

1995年7月，苏格兰罗斯林研究所的维尔穆特和坎贝尔运用早期分化的胚胎细胞克隆出了两头绵羊，命名为"美甘"和"莫拉格"，这被看做是多莉诞生的前奏。

1996年7月5日，第一个用成年体细胞克隆产生的哺乳动物——绵羊多莉（Dolly）——诞生。

1998年1月，美国科学家们以牛的卵子为受体，成功克隆出猪、牛、羊、鼠和猕猴5种哺乳动物的胚胎。

1998年7月，夏威夷大学3位科学家宣布，自1997年10月以来，他们已经成功运用成年体细胞克隆出了 50 只小鼠。他们运用的技术比用于克隆多莉的技术更加先进和有效。

1999 年，英国 PPL 公司获得批准在新西兰培育含有人类基因的克隆羊。

2000 年 4 月 13 日，美国科学家克隆出了第一只非人类的灵长类动物——短尾猴"泰特拉"。

2000 年 6 月 16 日，我国科学家克隆出世界上第一头山羊"元元"。

2006 年 6 月 18 日，克隆山羊"元元"因肺部发育缺陷，造成呼吸困难死亡。

2000 年 12 月 19 日，英国众议院通过一项法案，允许科学家克隆人体早期胚胎。

2001 年 11 月 25 日，美国先进细胞技术公司宣布首次克隆成功了处于早期阶段的人类胚胎。

2003 年 2 月 14 日，世界上第一只成年体细胞克隆羊多莉因肺部感染接受了安乐死，"享年" 6 岁半。

2003 年 5 月 4 日，美国爱达荷大学和犹他州州立大学的科学家共同培育出世界上第一头克隆骡子——小公骡"爱达荷·吉姆"。

2003 年 5 月 28 日，意大利科学家培育的世界上首匹"克隆马"——"普罗梅泰亚"诞生。

2004 年 2 月，韩国和美国的科学家宣布，他们成功地克隆出了人类早期胚胎，并从中提取出胚胎干细胞，首次证明了人类治疗性克隆的可行性。

附录2：分子诊断与 个性化治疗 >>

1990 年，一位美国医生将修改了基因的白细胞注入一个小女孩的静脉里，首例基因疗法获得成功。那位世界上第一个接受基因疗法的小女孩天生遗传基因有缺陷，在她的体内没有办法自身产生一种增强对疾病抵抗力的酶。自从她出生以来，她几乎每天都在疾病感染中度过。为了维持生存，她不能和别的孩子一样在阳光下追逐嬉戏，只能在无菌的隔离区内生活。美国马里兰州贝赛斯达市卫生研究所医疗中心的好心医生们挽救了她的生命。1990 年 9 月 14 日，他们将修改了基因的白细胞注入这个小女孩儿的静脉里。输液之后，小女孩儿已经能够产生抵抗疾病的那种酶。此后，她只患过一次伤风。

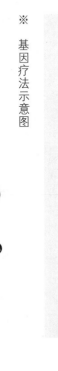

※ 基因疗法示意图

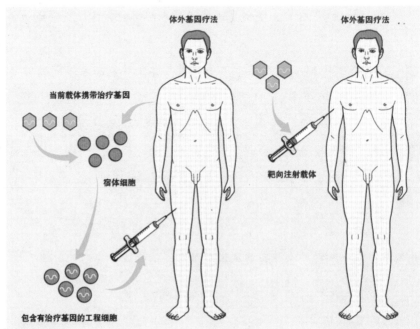

1998 年秋天，一个生命垂危的小男孩儿被送到了美国一家名为梅奥的诊所。小男孩儿是一个白血病患者，然而这个并不是导致生命垂危的原因。他服用过一种嘌呤硫醇类药物。过去，如果患了急性淋巴性白血病，那就相当于接到了死神的邀请帖，然而，这种药物的出现，使得急性淋巴性白血病患者有了80%的存活率。然而，在每300个人中，就会有一个人携带着与这种药物可以相互作用的基因突变者。在一般情况下，这种基因的变异对身体并无任何伤害，然而，当体内有嘌呤硫醇类药物时，这种基因的变异会改变药物在体内的作用，使得人体的骨髓遭到破坏。这个小男孩儿不幸就是这样一个基因变异的携带着，嘌呤硫醇类药物使他的生命奄奄一息。梅奥诊所的医生发现这一情况后，大幅度地减少了这种药物的剂量，最终在医生的照料下，小男孩儿的骨髓慢慢恢复了正常，医生们挽救了这个九岁的小男孩儿的性命。

2009 年 1 月 9 日，在英国伦敦大学学院附属医院诞生了一个特殊的女婴。之所以说她特殊，是因为她的一生都不会面临乳腺癌和卵巢癌的危险。这个女婴父亲的家族几代人都携带着诱发乳腺癌的一个基因，她的姑姑、姑婆、祖母还有太祖母都患有乳腺癌。这个女婴的父母为了自己的孩子今后不再受到病魔的折磨，他们决定利用基因工程技术，解决掉困扰家族的癌症的苦恼。为此，女婴的父母接受了晶胚（已进入细胞分裂状态的受精卵）筛选，将携带有这个致病基因的晶胚排除掉，最终，这样一个"定制婴儿"诞生了。

基因改良老鼠帮助精神疾病研究

今年 7 月，美国科学家成功培育世界上首批患有精神分裂症的老鼠，据悉，这是通过基因改良技术后培育的老鼠。通过这项研究科学家们能够更好地了解精神分裂症这种令人饱受煎熬的精神疾病，这也是世界上第一次培育出患有精神分裂症的动物。老鼠"疯狂"之后的大脑组织特征与人类精神分裂症患者的大脑十分相似，负责此项研究的美国约翰霍普金斯大学科学家们称，这项基因改良研究将提供一种新的重要工具和手段，有助于人们较好地研究精神分裂症和情绪障碍等精神疾病的诱导因素。

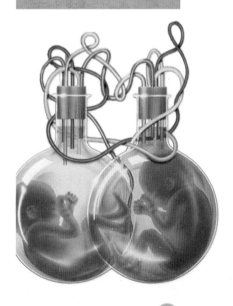

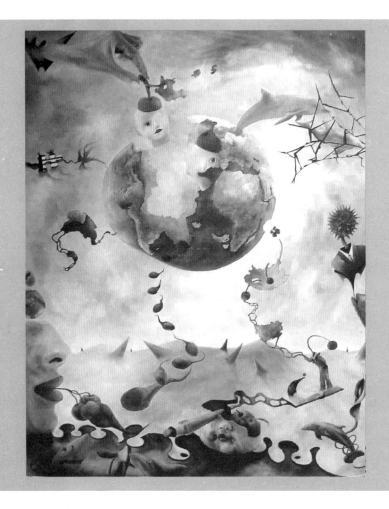

随着我们对自身了解的增加，医疗技术的不断进步，传统的医疗设计正在酝酿着一场根本性的变革。目前，我们的治疗方案以及药物的生产主要依据人群的共性来设计的。然而，在不久的将来，这种设计会划分得更加详细，会根据不同的人群，不同的家族，甚至于不同的个体来设计。

随着对我们自身的奥秘探索的不断深入，导致某种疾病的基因序列上的"细微差别"越来越多为我们所了解，针对于基因的"靶向"治疗将会成为可能。借助于基因技术，医生会为我们设计不同的"个性的"药物和诊疗方案。个性化诊疗就好像一把钥匙开一把锁一样，它会帮助医生了解我们那些"生病的基因"，也会避免了昂贵药物所引起的不良反应。或许，在某一天，我们也可以像前面提到那个无癌宝宝那样，对基因片段也来一次"挑肥拣瘦"。

　　基因的分子诊断和个性化治疗无疑是我们都期望见到的，这些也是生物学家们研究的主要目的之一。如果说，在前面的三个事例中，前两个让我们欢欣鼓舞，期待着基因技术给我们带来的美好明天。对于第三个例子中的无癌宝宝却引来了一些争议。筛选胚胎，筛除掉那些有缺陷的婴儿，在一些人看来，是严重的道德错误。如果这项技术继续发展，那也许今天是要无癌宝宝，明天就要高智商宝宝，后天就要金发碧眼的芭比宝宝。也难保望子成龙的父母们不会进一步要求筛选出最佳基因组合的胚胎，最终导致有钱的父母能生养出比一般人更优秀、更健康及长寿的下一代。

美国科学家利用改良草菇快速生产疫苗

　　2007 年 11 月，由美国国防部高级研究计划署投资的一项宾夕法尼亚州立大学研究项目揭示一种快速生产疫苗的方法——基因改良草菇。从配药原理上讲，使用植物作为"化学制造工厂"是合成药物的一种便宜低廉途径。近年来，宾夕法尼亚州立大学科学家称，他们最新培育的草菇能够在短短 12 星期内生成 300 万剂疫苗。目前，随着生化恐怖事件的频频发生以及禽流感的威胁，全球对于疫苗的需求量日益增加。

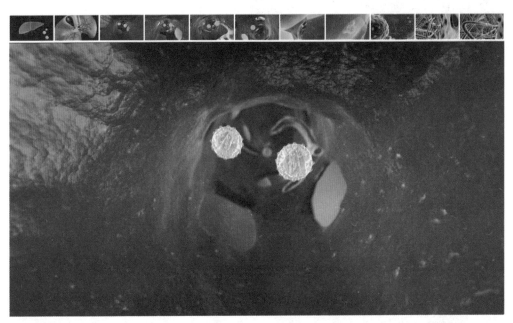

※　个性化基因"靶向"治疗

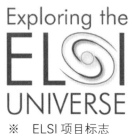

Exploring the
ELSI
UNIVERSE

附录 3: 个人基因信息
的隐私问题 >>

FULU 3
GEREN JIYIN XINXI
DE YINSI WENTI

我们每个人都有属于自己的秘密或者一些不想让无关的人知道的信息。我们可以把这些秘密或者信息埋在心里或者放进保险箱里，设置重重密码。属于我们自己最为独特的信息——基因，看似隐藏得很深，我们谁都看不到，摸不着。但是，仅仅通过你一滴血甚至于你的一根头发就可以完全得到你的"生命密码"。也许你还记得《侏罗纪公园》里面通过琥珀里蚊子的血复制出恐龙的情节。这个并非是天方夜谭，也并不是科幻小说虚构出的情节，在今天，做到这个是有其理论基础的。

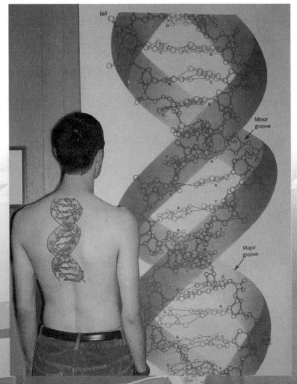

※ 未来，我们有可能面临严重的基因隐私泄露问题

我们已经反复的提到过，我们共同享有 99.9% 的基因，仅仅 0.1% 的不同造就了这个多姿多样的人类社会。当我们从基因的角度来揭示人与人的不同时，这 1% 的基因信息也就是我们最核心的隐私了。如果有人想全部或者部分了解属于你个人版权的基因信息时，这简直易如反掌！因此，如果对于人类基因组信息的应用没有管制的话，我们生活的这个社会将会变成一个毫无隐私权保障的社会，我们也会因为"基因资料"的暴露而变成一个"透明人"！

在人类基因组计划建立之初，科学家们也是十分关注这个问题，为此，还特别设立了人类基因信息利用的伦理、法律和社会影响规划（Ethical, Legal, and Social Implication Program，简称为 ELSI 项目），并把它也作为人类基因组计划的一部分。目前，ELSI 项目将关注点放在以下四个方面：(1) 在应用和解释基因信息时的隐私权和公正性；(2) 基因信息由实验室研究向实际医疗应用的转化；(3) 人类基因组计划参与者相互协调和成果发布；(4) 公众与专业教育。

我们每个人都不是完美的，就连爱因斯坦也不例外。人类基因组计划让我们对自身有了更加深入地了解，我们可以知道为什么我们的肤色是黄色的，为什么我的身高是这么高，为什么我会生这种病。然而与此同时，也会有人担心，因为这种研究结果会给某些别有用心的人提供种族或者个人歧视的依据。这个也是为什么人类基因组计划会设立 ELSI 项目的一个重要原因。

基因研究的最终目的是为了给我们的基因画一幅"肖像"，让我们通过这幅肖像明白我们未来可能会罹患什么样的疾病，可以设计出最有效的个性化治疗方案。然而，如果没有基因信息隐私权的保护，恐怕有一天保险公司会因为掌握了我们的基因信息而拒绝给我们提供某些医疗保险。传统的医疗记录只可能透露我们目前的健康状况，然而，如果开放了基因信息，我们的医疗记录就不仅仅是现在的健康状况，还会显示我们未来的状况。也许某一天，银行也会因为了解到我们今后的健康状况而拒绝我们的贷款。

侵犯个人基因隐私权的哈佛—安徽采血事件

据美国《华盛顿邮报》报道，哈佛著名呼吸道流行病学家韦斯发现，在中国安徽一个由于地理和贫困原因与世隔绝了 2 000 年的地区，有一个不寻常的具有相同遗传构造的人群，数量达 600 万人，这是谋求寻找基因与疾病关系及治疗它们的新药的一个难得机遇。后来韦斯和具有遗传基因方面知识专长的杜克一起与千年制药公司合作，通过哈佛大学及所属的一间妇女医院和安徽医科大学的合作，以"体格检查"为名，抽取安徽大别山地区数以万计居民的 DNA 样本，特别是哮喘病家族的血样，用于基因研究。组织者采取了欺骗的手段，并未真实告知其目的，虽然有的也签署"知情同意书"，但仅仅是形式，这样的研究显然不符合伦理。2002 年，哈佛大学校长在北大发表演讲时，首次公开承认哈佛大学在中国安徽农村所进行的这些研究是极其错误的。

附录4：看不见的福尔摩斯——
基因技术与现代侦破 >>

1888年夏末秋初的伦敦笼罩在恐慌之下，从8月到9月间，伦敦街头夜晚连续发生了4起歹徒残酷杀害街头妓女的恶性案件。这些受害人下腹部都被乱刀砍开，有的人的内脏甚至都被掏出，散落在案发现场。当时的伦敦媒体为这个歹徒起了一个代号：开膛手杰克（Jack The Ripper）。"开膛手杰克"气焰十分嚣张，多次写信给有关单位挑衅，但由于当时侦查手段较低，凶手始终没有落网。"开膛手杰克"的案件最终也变成了世纪悬案。

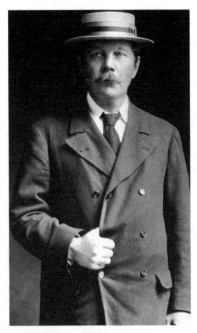

※　英国小说家柯南·道尔

在现在的电影电视里经常会出现这样的场景，刑警会对犯罪嫌疑人说："只要验一下你的DNA，就知道你是不是凶手了。"英国小说家柯南·道尔笔下的福尔摩斯足智多谋，可以根据蛛丝马迹来破获疑案。在现实社会里，问世于1984年的DNA指纹鉴别技术发挥着类似于福尔摩斯一样的作用。如果，"开膛手杰克"出生现在，或者那时候就有了DNA指纹技术，"开膛手杰克"这个案件就不会变成悬案。

在我们的基因组中，DNA序列以三种类型存在：单拷贝序列、中等程度重复序列和高度重复序列。如果我们把DNA在氯化铯介质中密度梯度离心，离心速度达到每分钟几万转时，DNA分子会按照大小分布在离心管内不同密度的氯化铯介质中，小分子位于上层，大分子沉于底层。从

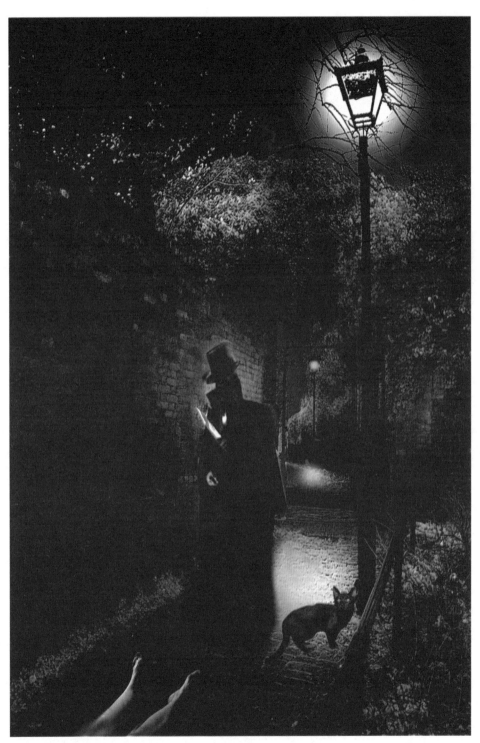

※ 神秘的开膛手杰克（剧照）

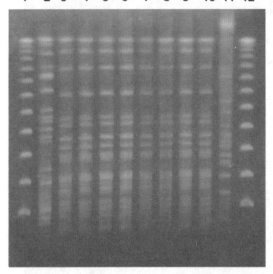

※　DNA 指纹图

三维面部成像系统

2008 年 11 月，英国赫特福德大学的拉曼林加姆博士领导的研究团队研发出一套崭新的三维面部捕捉系统。现有的二维面部识别系统，无法准确地分析戴上假发或是化妆后的脸孔，因而造成安检的一大漏洞。而新开发的三维面部捕捉可以在人们通过安检区域时迅速捕捉人的面孔，而且精确度很高。这项研究将最新的数学运算法运用在传统的面部识别软件上，并且搭配清晰度很高的立体影像镜，将可精准捕捉人们的面部轮廓，即面部的骨骼，而不只是面部的特征，并且可以做即时分析。这套系统也可以针对面部的某个部位，进行拍照，再与其他照片互相比较。此外，每秒 24 帧的画面拍摄速度也比其他三维面部识别系统要快得多。

离心管外面看，不同层面的 DNA 形成了不同的条带。如果我们在把这些分了不同条带的 DNA 作荧光强度分析，我们会发现，在一条主带以外还会存在有一个或者多个小的卫星带。我们就把组成卫星带的 DNA 序列称之为"卫星 DNA"（satellite DNA）。在这些卫星 DNA 上存在着重复单元，我们把这些重复单元称为"小卫星 DNA"（mini satellite DNA）。"小卫星 DNA"具有很高的可变性，不同个体彼此不同。但是"小卫星 DNA"中间有一小段序列则是在所有个体中都是完全一样的，这段序列就是"核心序列"。如果我们把这些核心序列串联起来，做成分子探针，与不同的个体的 DNA 进行分子杂交，就会呈现出各自特有的杂交图谱，这些杂交图谱和人的指纹一样，具有专一性和特征性，彼此都不相同，因此，被称为"DNA 指纹"（DNA fingerprint）。

"雁过留声"，世界上不存在有完美的犯罪，尤其是我们拥有了 DNA 指纹这个强大的工具后，悬案应该会比福尔摩斯时代少很多。如果确定了某人是犯罪嫌疑人，只要提取他的 DNA，做出 DNA 指纹，与

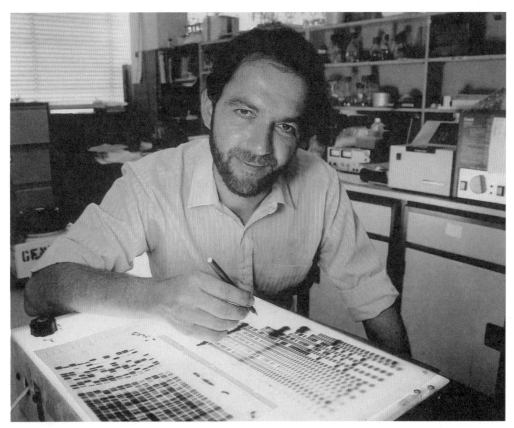

※　绘制 DNA 指纹图谱的英国科学家亚力克·杰弗里斯

犯罪现场找到残留的血迹、唾液、甚至毛发中提取的 DNA 所作的 DNA 指纹相比较，就可以证明这个犯罪嫌疑人是否是清白的。

发现 DNA 指纹的是英国科学家亚力克·杰弗里斯。1984 年的一个周一的早晨，杰弗里斯在研究基因变异时偶然发现基因上存在一些微小的结构，而这些结构足以区别不同的个体。因此，他想是否可以利用这种结构上的差异来区分不同的人，于是便绘制出了世界上第一幅 DNA 指纹图谱。

半年之后，他发明的此项技术得到了第一次应用。1985 年，一个加纳移民家庭中最小的儿子返回加纳探亲，当他回到英国之后，海关发现他的护照被涂改了，因此认定回来的这个孩子是"冒牌货"。尽管血型鉴定说明他是这个家庭的亲属，却不能判定是这一家的儿子，还是侄子。后来，警方邀请杰弗里斯对这个孩子进行 DNA 指纹鉴别。结果证实，从遗传特征看，这个孩子是这一家儿子的可能性是

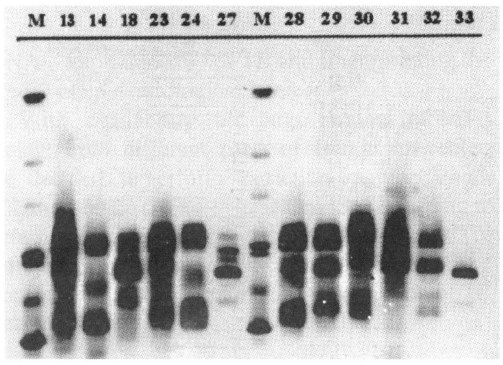

M 13 14 18 23 24 27 M 28 29 30 31 32 33

※　DNA 指纹鉴别技术无处不在，旨在给世界还原一个是非黑白

精确分析指纹成分

2008 年 8 月，美国研究人员开发出一种新的指纹分析技术，能精确分析出指纹上残留的微量化学物质成分，这在身份识别、案件侦破甚至医学诊断方面都将大有用途。美国珀杜大学研究人员在 8 月出版的《科学》杂志上发表报告说，这种新技术的操作简单易行，可以在发现指纹的地方就地进行分析，不需要像以前那样先提取指纹，然后带回实验室才能分析。而且通过特殊的分析程序，还能将交叠在一起的指纹辨别开来。

99.997%。从促成家庭团聚开始，DNA 指纹鉴别从此开始以一种奇妙的方式影响着现代社会。

DNA 指纹鉴别首次用于司法调查是在 1986 年。当时，英国莱斯特郡安德比地区的两名少女被奸杀。警方逮捕了一名男子，他承认杀害了其中一名女孩，却不承认另一桩谋杀是自己所为。因此，警方决定采用 DNA 指纹鉴别，并期望由此证明这两个女孩都是这名嫌疑人所杀。出乎警方预料，杰夫里斯的鉴别证明嫌疑人在两件案子上都是清白的。警方很不情愿地释放了嫌疑人，并对该地区所有的男子进行了 DNA 指纹鉴别，但无一人的样本与尸体上残留的 DNA 符合。直到一名叫做皮奇福克的男子不经意向人透露一位朋友代替他向警方出示了 DNA 样本，警方才对他进行了第二次 DNA 检测，并证实他就是杀人凶手。

大家应该对 2004 年那场世纪大海啸记忆犹新吧？成千上万的性命就此停滞在了那一刻那一地。海啸过后，遍野横尸。我们可以依靠常规的血清学检验来标识遇难者。但如果所有遇难者的残骸难以区分的时候，常规手段便行不通了，这时候，就可以通过 DNA 指纹技术来"还原"每一位受害者的"面目"。

如今，DNA 指纹鉴别技术几乎无处不在。美军使用了 DNA 指纹鉴别，才证明地洞里声称自己是"伊拉克总统"的人就是萨达姆；俄罗斯北奥塞梯人质事件中恐怖分子身份的确认也要通过这项技术。很难想象一个没有 DNA 指纹鉴别的社会，而这种技术带给这个世界的又何止是"是与非"的区别。

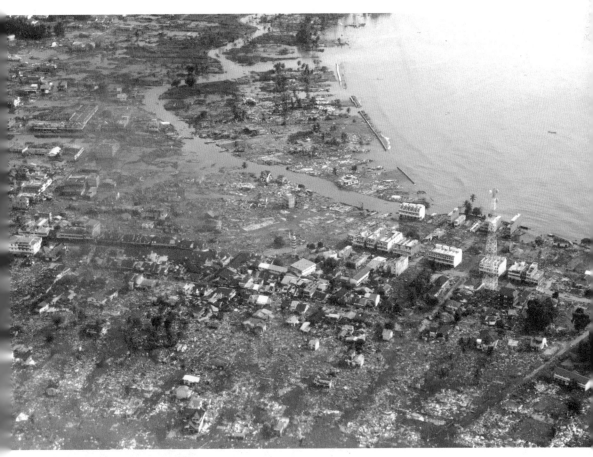

※　（下图）2004 年的印尼大海啸造成了巨大的人员伤亡

附录 5：承载生命密码 的基因芯片 >>

说道电脑芯片，恐怕大家都不会陌生，虽然了解得可能没那么详细，但也大概知道那是一块装满微小的集成电路的小"片"，它是电脑的"心脏"。但是，现在常常有这么一个词汇见诸报端——基因芯片。那么，这个基因芯片究竟是什么东西呢？

基因芯片（gene chips），又叫做 DNA 芯片，基因微阵列（gene microarray），它是 20 世纪 90 年代中期发展起来的一种新型分子生物学技

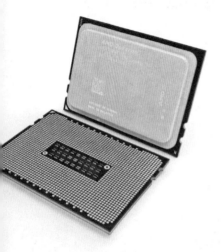

※ 电脑芯片

※ 小小的基因芯片可以附着几十万个 DNA 分子

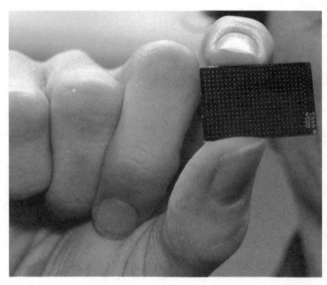

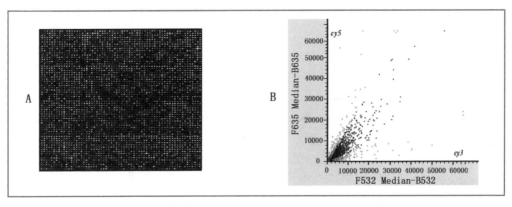

※ 基因芯片携带海量的基因信息

术，是一种融合了分子生物学、材料学、遗传学、物理化学、光学和信息拓扑学的产品。从外观上来看，和电脑芯片很像，也是一个"小片"。但是这个片，并不是集成电路片，而是五六厘米见方的玻璃片，装在这个片上的也不是什么电路元件，而是一个个长短不一的DNA分子。这些DNA分子用特殊的方法粘在玻璃片上，而这些不同的DNA分子所处的不同位置都被一一记录在电脑里。在一小块基因芯片上一般至少可以粘上 20 万个 DNA 分子。

在中学化学课中，我们就知道有一种可以用于检测溶液酸碱程度的试纸——pH 试纸，它能根据溶液酸碱程度的不同而呈现出不同的颜色。而基因芯片是一种用于检测基因特异性的工具。你也可以把它理解为基因的 pH 试纸。

想要弄明白基因芯片的原理，首先，还是

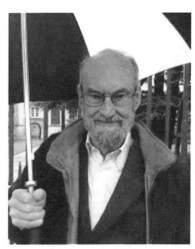

※ 埃德温·迈勒·萨瑟恩

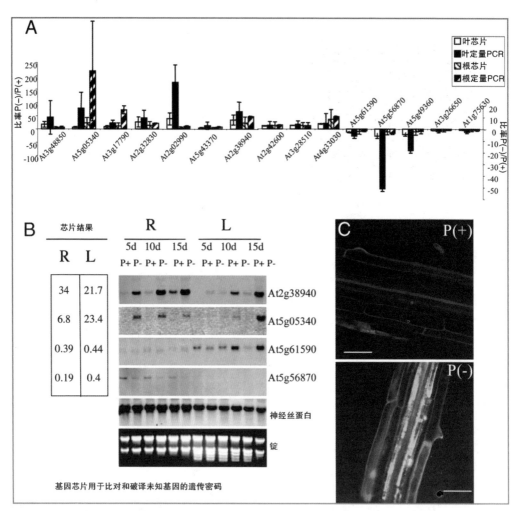

基因芯片用于比对和破译未知基因的遗传密码

※ 基因芯片用于比对和破译未知基因的遗传密码

先来了解一下什么叫做"Southern 杂交"。Southern 杂交技术是英国分子生物学家埃德温·迈勒·萨瑟恩（Edwin Mello Southern，1938—）于 1973 年所发明的一项技术。在前面的章节里，我们已经介绍过 DNA 是由 A、T、C、G 四种碱基构成，它们之间两两特异性配对，A 只会与 T 结合，C 也只会与 G 结合。正是因为这一特性，才决定了 DNA 双链的稳定结构和生物遗传信息的稳定表达。Southern 杂交也正是利用这样的一个碱基互补配对的特性。首先标记已知的 DNA 片段，再让这些已知的 DNA 片段与未知的 DNA 片段特异结合，通过观察标记来确定未知 DNA 片段的序列。这些被标记的 DNA 片段称为"探针（probe）"。

生物体内的所有遗传生命活动都和蛋白质相关，而所有的蛋白质"图纸"都是由 DNA 所绘制的。在不同的生物体内，有一些蛋白质是类似的，虽然构成这些蛋白质的"图纸"并不完全相同，但总有一部分是完全相同的，这部分序列就成为"保守序列"。

科学家们在形象地描绘基因芯片时说，它们就像一个携带着生命之书的掌上电脑。就像电脑芯片一样，基因芯片是在硬币大小的玻璃或者硅材质的芯片上，黏附上上万条甚至数万条基因。科学家利用基因芯片上成千上万的探针，与想要检测的未知基因样本进行杂交，通过杂交信号的强弱来判断样本上某些生物分子的数量、活性（表达力）。因为它一次可以对大量的核酸分子进行检测分析，所以基因芯片可以在同一时间内分析大量的基因，使人们能够准确高效地破译遗传密码。例如，当你发现了一个新的病毒，如果你想要知道它的所有遗传密码，就可以请基因芯片来帮

甲型流感耐药分析基因芯片问世

一种专门针对甲型 H1N1 流感病毒抗药性基因确证和耐药性分析的基因芯片，于 2009 年 5 月在军事医学科学院放射与辐射医学研究所研制成功，这项成果的问世对甲型 H1N1 流感病人的药物治疗具有重要指导意义。

据主持甲型 H1N1 流感病毒耐药分析基因芯片研究的王升启研究员介绍：该芯片采用了具有自主知识产权的纳米标记信号放大技术，在准确检测到甲型 H1N1 流感病毒的同时，可对普通季节性毒株和新流行毒株进行甄别，并能准确检测病毒的耐药性突变位点，从而判断出病毒是否对达菲类药物产生耐药性。该芯片的灵敏度是传统方法的 10 倍以上，在获取样本后 3 至 4 小时内即可完成检测过程，肉眼可以直接观察结果，不需要借助昂贵的荧光扫描设备，便于实际操作和使用。

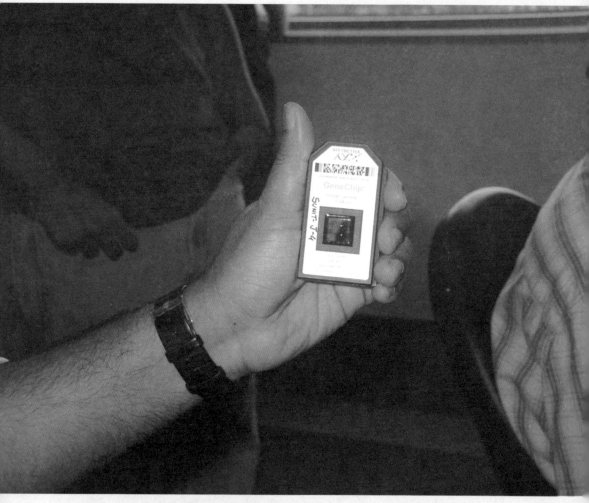

※　也许有一天基因芯片会进入寻常百姓家

忙检测。这要比传统的方法更便捷更准确。基因芯片技术除了在对基因研究上有巨大帮助外，它还在医疗诊断、治疗、保健、制药等等方面有着革命性的作用。

感冒原本看起来是一件稀松平常的事，但是在 2005 年，相信每个人都希望离感冒病毒越远越好，因为禽流感爆发。"禽流感"是禽流行性感冒的简称，它原本只是在禽类间传染的一种病毒，但是，近年来，它们却悄悄地发生变化，跨越了原本的传染范围，开始侵袭人类社会。如果人感染了禽流感病毒，一般会表现为高热、咳嗽、流鼻涕、肌肉疼痛等症状，多数还伴有严重的肺炎，严重者还有可能因为心、肺衰竭而死亡。因此，如果判断一个感冒

※ 基因芯片

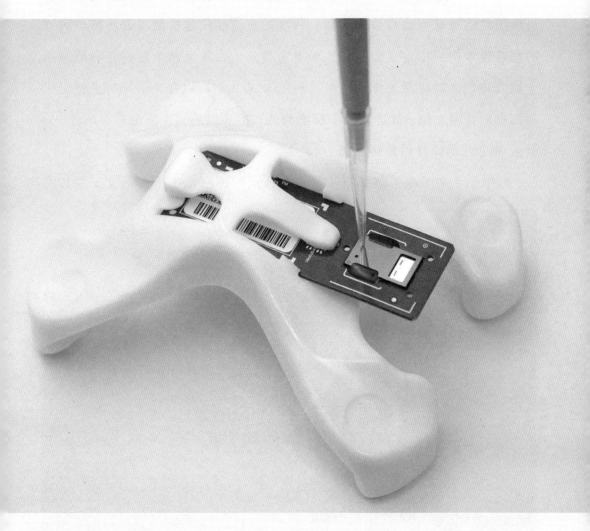

患者只是感染了普通的流感病毒还是禽流感病毒，这是摆在科学家面前的一道难题。早确诊，患者就能早点得到有效的治疗，降低死亡的可能性。如何从死神的手里争夺时间？美国研究人员研发出可以快速检测禽流感病毒的基因芯片，他们给它起名为"M芯片"。"这项（M芯片）新技术会给流感检测方法带来一场革命"，美国疾病控制和预防中心流感部门的负责人南希·考克斯博士说，"科学家和医生不管身处何地，都可迅速检测出病毒种类和特性。"与传统的禽流感病毒检测方法相比，M芯片可以快速地检测出病患感染的病毒是否是禽流感病毒。传统的禽流感病毒检测需要将疑似病例的病毒样本送到指定实验室，实验室需要几天，甚至两个星期左右的时间才能完成病毒的检测工作。然而，利用M芯片，可以在7个小时里就完成对病毒的检测工作。M芯片除了检测快速、准确以外，价格也并不昂贵——制造M芯片的原材料价格不到10美金。

再举一个例子吧。假如有一天凌晨2点，你刚出生不久的儿子突然发

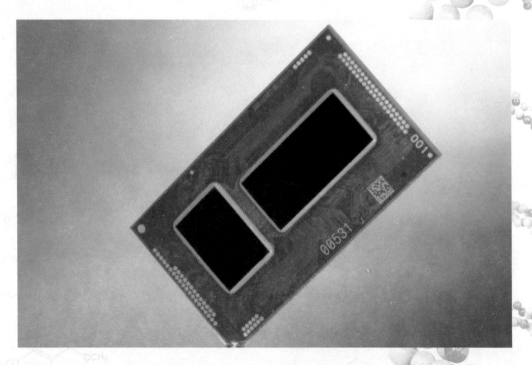

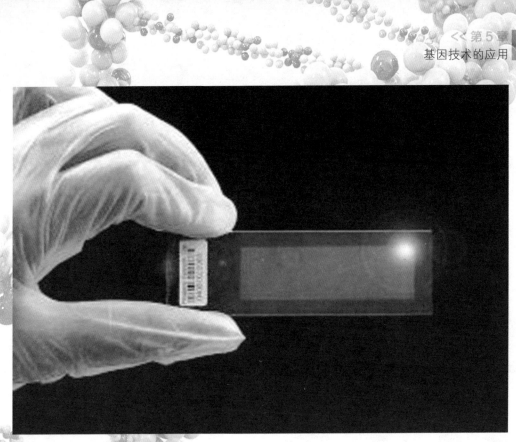

※ 基因芯片及其应用

高烧，你不必急急忙忙抱着他奔向医院。你用一根棉签在他的嘴里擦拭几下，然后把上面取下的标本放进一个装有基因芯片的类似掌上电脑的仪器里。很快，仪器就告诉你，你的儿子是因为感染了链球菌而患了脑膜炎。随后，仪器还将这一结果通过电子邮件告诉了你的医生，并且推荐了除青霉素以外的其他有效抗生素，因为仪器还检测发现你的儿子对青霉素过敏。怎么样？听起来好像天方夜谭一般，但是科学家们相信这一切终会实现。还有更为乐观的科学家认为，5 年内基因芯片技术会被医生所用，10 年内，基因芯片将会进入寻常百姓家。也许有一天，我们可以把自己的整个基因全部存储在一个芯片里，随身携带。

附录6：转基因技术带来的革命 >>

FULU 6
ZHUANJIYIN JISHU
DAILAI DE GEMING

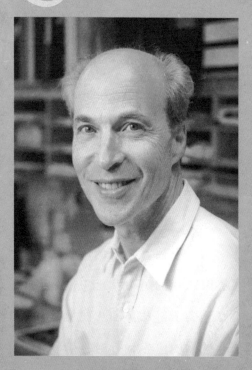

※ 转基因技术先驱、2006年诺贝尔奖化学奖得主美国科学家科恩

随着生命奥秘地揭开，生物学家不满足于只是去探索揭示生命的奥秘，他们跃跃欲试想尝试自己动手，在分子水平上去干预生命。这是一个令人着迷的构思：假如可以将一种生物DNA种的某一个基因片段连接到另外一种生物的DNA链上去，这样将会重新构建出新的DNA，这样是不是就可以依照人类的意愿，设计出新的遗传物质并且创造出新的生物物种呢？美国科学家科恩（Roger David Kornberg，1947年—）是第一个将上面这个胆大的构想变成现实的人。1973年，科恩从大肠杆菌里取出了两种不同的质粒（细菌、酵母菌和放线菌等生物中细胞核或拟核中的DNA以外的DNA分子叫做质粒），它们分别具有一个抗药的基因，对抗不同的药物。科恩将这两个抗药基因"裁剪"下来，再把这两个抗药基因拼接到同一个质粒里。当这个杂合质粒进入到大肠杆菌体内后，这些大肠杆菌就能抵抗两种药物，而且这种大肠杆菌的后代也能抵抗这两种药物。

通过转基因技术可以在选育优良的农作物。通过转基因技术，将外源基因引入到植物体内，可以改变植物某些遗传特性，培育出高产、优质、抗病毒、抗虫、抗旱、抗寒、抗涝、抗盐碱等的作物新品种。在我国，水稻所的黄大年教授在世界上首次培育出了抗除草剂转基因杂交稻。除了培育优良品种的农作物外，还可以把动物、或者植物当做是"生物工厂"。例如，我们国家血液制品严重短缺，虽然现在越来越多人走入了献血的行列，但是还是不能满足需要。现在，人们已经把人的血红蛋白基

转基因技术

将人工分离和修饰过的基因导入到生物体基因组中，由于导入基因的表达，引起生物体的性状的可遗传的修饰，这一技术称之为"转基因技术"（Transgene technology）。人们常说的"遗传工程""基因工程""遗传转化"均为转基因的同义词。经转基因技术修饰的生物体在媒体上常被称为"遗传修饰过的生物体"（Genetically modified organism，简称 GMO）。

※ 转基因技术图示

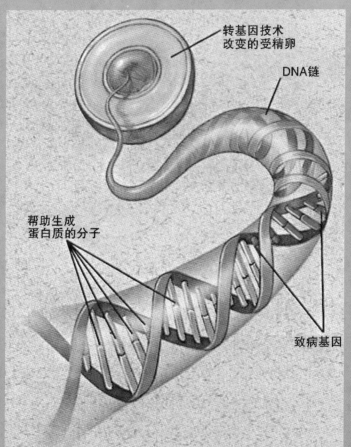

转基因技术改变的受精卵

DNA链

帮助生成蛋白质的分子

致病基因

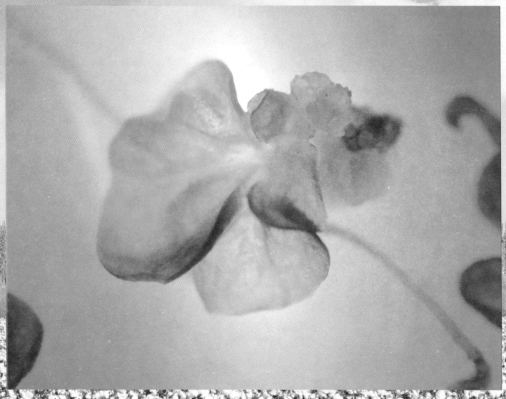

※ 转基因棉花

因成功地转入到猪的体内，得到的转基因猪，在血液中表达了与人的血红蛋白性质完全相同的血红蛋白。相信在不久的将来，人们就可以利用转基因动物生产的血红蛋白来辅助输血，扭转血液短缺的局面。除了血红蛋白外，人们还得到了能够表达人的生长素、胰岛素、干扰素、乙型肝炎疫苗等的转基因植物。也许某一天，一提起"生物工厂"，我们脑海里浮现的不会是大片的厂房，轰鸣的机器，而是一片田野，一群转基因的动物在转基因的作物群中悠闲地散步。

走进超市，在某些食品的包装上你很容易发现会有这样的一行话："本产品原料为转基因（或非转基因）……"什么是转基因食物呢？转基因是指通过生物技术，把某种生物中的一个基因提出来，然后插入到另外一中生物的基因组内。例如，北极鱼的体内存在着抗冻的基因，我们可以把这种基因提出来，然后植入到番茄的细胞内，培育出带有抗冻性的番茄。这种转基因的番茄造成

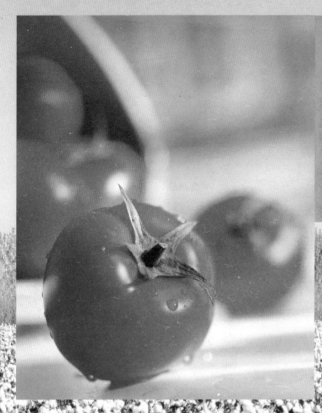

转基因食品

所谓转基因食品，就是利用分子生物学技术，将某些生物的基因转移到其他物种中去，改造生物的遗传物质，使其在性状、营养品质、消费品质方面向人类所需要的目标转变，以转基因生物为直接食品或为原料加工生产的食品就是转基因食品。

的食物就成为转基因食物。

当然，通过转基因技术来改良一个物种的性质有其消极的一面。我们也知道，DNA 是生命的蓝图，基因一旦被改变，一方面可以改变一个物种的结构和功能上的改变，另一方面，它可以把这种改变传递下去。如果转基因技术应用不当，一旦产生了不良的后果，这种危害是不可估量的，它会不断地扩展和传递。现在，很多国家对于转基因食物管制非常严格。例如，挪威是世界上监管转基因食物最为严格的国家，政府命令禁止数种含有耐抗生素标志基因的转基因作物及其制品的进口，同时政府也执行转基因标签制度。而我们国家也对 5 类 17 种食品或者产品要求必须进行转基因标签制度。虽然，目前并未发现转基因食品对于人体健康伤害的报道，但是，这并不能证明转基因食物是完全安全的。对于这些外源性基因引入到人体后，是否会影响到人体中某些重要的调节基因，甚至

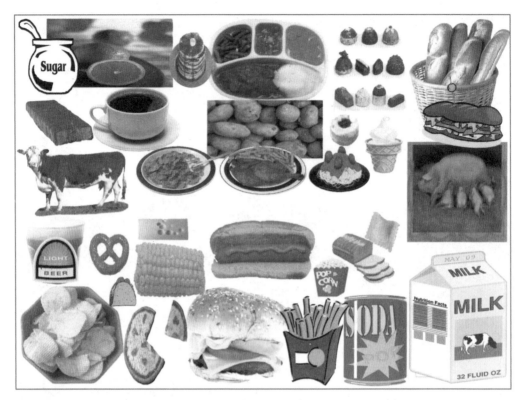

※　形形色色的转基因食品背后是否存在安全隐患问题？

于是否会激活原癌基因等一系列问题，目前尚未有定论。也许这些影响和作用我们目前无法检测到。就如同以前我们刚刚开始使用四环素时，也认为它是安全，不会对人体造成伤害。使用一段时间后，四环素牙的问题就出现了。还有链霉素导致耳聋的出现也是经过一段时间的应用后发现的问题。转基因作物和食品也存在这样的安全隐患问题。

科学是一把双刃剑，它在给我们带来福音的同时，一旦使用不当，也会给我们带来灾难性后果。我们曾经对生命充满了敬畏。当有一天我们可以扮演"上帝之手"的角色之时，我们该如何定义生命？我们又该如何看待生命呢？我们的世界会变成什么样子呢？生物技术就好像一个潘多拉的盒子一样，如果应用不慎，开启了潘多拉魔盒，这个灾难是无法估量的。但是，相信我们人类会以我们的智慧、勇气和力量迎接揭示生命历程中的一切挑战。相信有一天，人类会把科学这把双刃剑挥舞得更加得心应手，避开它的弊端，让"利"的这一面散发璀璨光芒！